AF544353

Traditionelle Urin-Funktionsdiagnostik

Ein Lehr- und Praxisbuch

Marita Schirrmacher
Stefan Mair

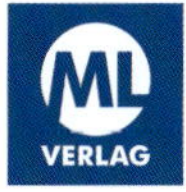

Wichtiger Hinweis: Die in diesem Buch gemachten Aussagen zu Methoden, Risiken usw. wurden von den Autoren sorgfältig erarbeitet und geprüft. Dennoch erfolgen alle Angaben ohne Gewähr. Weder der Autor noch der Verlag können für eventuelle Nachteile und Schäden eine Haftung übernehmen, die aus den im Buch gemachten Hinweisen resultieren. Die in diesem Buch enthaltenen Ratschläge können und sollen keine fachliche Beratung durch Arzt oder Heilpraktiker ersetzen.

Gender-Hinweis: Aus Gründen der besseren Lesbarkeit wird auf eine geschlechtsspezifische Differenzierung verzichtet. Entsprechende Begriffe gelten im Sinne der Gleichbehandlung grundsätzlich für alle Geschlechter. Die verkürzte Sprachform beinhaltet keine Wertung.

4., überarbeitete Auflage 2022

© 2016 ML Verlag in der
Mediengruppe Oberfranken – Fachverlage GmbH & Co. KG, Kulmbach

Druck: Generál Nyomda Kft., H-6727 Szeged

Das Werk einschließlich all seiner Teile ist urheberrechtlich geschützt.
Vervielfältigung, Übersetzung, Mikroverfilmung, Einspeicherung und Verarbeitung in elektronischen Systemen sind unzulässig und strafbar.

Titelbild: © hatgirl – stock.adobe.com

www.ml-buchverlag.de

ISBN (Buch): 978-3-96474-585-9
ISBN (E-Book/PDF): 978-3-96474-586-6

Inhaltsverzeichnis

Geleitwort zur 1. Auflage 5

Geleitwort zur 4. Auflage 6

Der Umgang mit dem Buch 7

Von der traditionellen Harnschau zur Urin-Funktionsdiagnostik 8

Praktisches Vorgehen mit Interpretation 10

Makroskopische Beurteilung des Urins 11
Urinfarbe 11
Trübungen des Urins 13
Urin-Teststreifen 16
Spezifisches Gewicht 20

Durchführung der Urin-Funktionsdiagnostik 23
Reagenzglas 1 24
Reagenzglas 2 24
Reagenzglas 3 – Zugabe von Nylander-Reagenz 27
Reagenzglas 4 – Zugabe von Ehrlich-Reagenz 30
Reagenzglas 5 – Zugabe von Natronlauge 33
Reagenzglas 6 – Zugabe von Schwefelsäure 35

Vom Phänomen zur Diagnose und Therapie 39
Fallbeispiele 41
Patient 1: Weiblich, 35 Jahre 41
Patient 2: Weiblich, 52 Jahre 45
Patient 3: Männlich, 56 Jahre 49
Patient 4: Weiblich, 44 Jahre 53
Patient 5: Weiblich, 40 Jahre 57
Patient 6: Weiblich, 70 Jahre 61
Patient 7: Weiblich, 49 Jahre 66
Patient 8: Männlich, 87 Jahre 70
Patient 9: Männlich, 53 Jahre 74
Patient 10: Weiblich, 51 Jahre 78
Patient 11: Weiblich, 59 Jahre 82
Patient 12: Weiblich, 41 Jahre 86

Patient 13: Weiblich, 39 Jahre. 90
Patient 14: Weiblich, 51 Jahre. 94
Patient 15: Männlich, 60 Jahre 98
Patient 16: Weiblich, 41 Jahre. 101
Patient 17: Männlich, 25 Jahre 105
Patient 18: Weiblich, 72 Jahre. 110
Patient 19: Männlich, 39 Jahre 114
Patient 20: Weiblich, 48 Jahre. 119

Schulung des diagnostischen Auges 123
Leber-Galle-Phänomene 123
Exokrine Pankreasphänomene 127
Darm-Lymph-Phänomene 130
Material 134

Umgang mit den Reagenzien 136

Anhang 137
Labordiagnostik im Überblick 137
Literaturverzeichnis. 148
Index 149

Geleitwort zur 1. Auflage

Wie gut, dass unter den vielen Büchern immer wieder eines ans Licht kommt, das aufleuchtend sich abhebt! Wie wichtig, dass neben der vielen Literatur, die zwar gut gemeint ist, in der Praxis aber wenig hilfreich, bisweilen sich Handfestes findet, das unsere tägliche Arbeit unmittelbar verbessern kann.

Hier, verehrte Leserin, geehrter Leser, halten wir ein solches Werk in der Hand: Eine altbewährte diagnostische Hilfsmethode wird vor dem Vergessen bewahrt, Wichtiges und Nützliches wiederbelebt. Ohne teuren finanziellen Aufwand an Geräten, die Methode an sich ohne Pseudo-Esoterik, gut nachvollziehbar und wiederholbar: Kriterien, die der geringen Mühe lohnen.

Doch eines wird einem abverlangt: Man muss das Sehen, Schauen und Betrachten auch für diese besondere Diagnose üben. Aber als Trost: Sehen lernt man durch sehen! Und so, mithilfe der Abbildungen, führen die beiden Experten auf ein traditionsreiches naturheilkundlich-diagnostisches Terrain und erneuern es.

Und äußerlich kommt hinzu, dass der Verlag, bekannt für sehr sorgfältig gestaltete Bücher, es an nichts fehlen lässt.

Dieses Buch möge ein glückliches Schicksal begleiten.

Josef Karl
Penzberg, im Januar 2009

Geleitwort zur 4. Auflage

Das Buch »Traditionelle Urin-Funktionsdiagnostik« in nunmehr 4. Auflage schafft es erneut, dieses traditionelle diagnostische Verfahren in einen individuellen Bezug zu einer sich stetig ändernden Welt der Gerätemedizin zu setzen und damit aktueller denn je zu halten.

Sie halten mit diesem Buch das Werkzeug in den Händen, um diese, dem naturheilkundlich arbeitenden Therapeuten ureigene Diagnose-Methode, neben den Methoden der Augen-, Urin- und Pulsdiagnose, erfolgreich in der Therapie anwenden zu können.

Ich freue mich, die Autoren Marita Schirrmacher und Stefan Mair, die schon viele Jahre engagiert als Therapeuten, Dozenten und Referenten die Naturheilkunde bereichern, bei diesem Buch unterstützen zu dürfen.

Als Inhaber der Kattwiga Arzneimittel GmbH ist es mir ein Anliegen, die Vielfalt an naturheilkundlichen Arzneimitteln für Ihre differenzierte Therapie, wie sie schon seit Generationen erfolgreich Anwendung findet, zu erhalten.

Christian Zittlau
Nordhorn im Februar 2022

Der Umgang mit dem Buch

Die traditionelle Urin-Funktionsdiagnostik stellt eine Verknüpfung der heutigen klinisch wichtigen Urin-Untersuchungsmöglichkeiten in der täglichen Naturheilpraxis mit der alten Harnschau dar.

Den Aufbau des Buches haben wir so zusammengestellt, dass der Inhalt in der praktischen Vorgehensweise in der bewährten Reihenfolge umgesetzt werden kann.

Wenn Sie das Uringefäß des Patienten in die Hand nehmen, ist die erste Beurteilung makroskopisch, wie Farbe, Trübungen und Viskosität. Nebenbei wird der Geruch des Urins wahrgenommen. Als nächstes werden durch den Teststreifen und das Urometer die klinischen Parameter festgehalten. Und jetzt kann wie im Buch beschrieben die traditionelle Urin-Funktionsdiagnostik erfolgen – mit praktischen Fällen und Therapievorschlägen im Anhang.

> *Der Urin ist der Spiegel des inneren Chemismus und der innere Chemismus ist der Ausdruck in der Harmonie der Funktionen der einzelnen Organe. Deshalb werden wir durch die gründliche Beobachtung alles dessen, was im Urin zum Ausdruck kommt, am leichtesten imstande sein, den Organismus zu beurteilen.*
>
> *Hartung*

In diesem Zitat Hartungs wird die besondere Stellung des Urins und damit der Niere im Organismus hervorgehoben. Alle wesentlichen Organe bzw. Funktionen stehen in Wechselwirkung zur Niere:

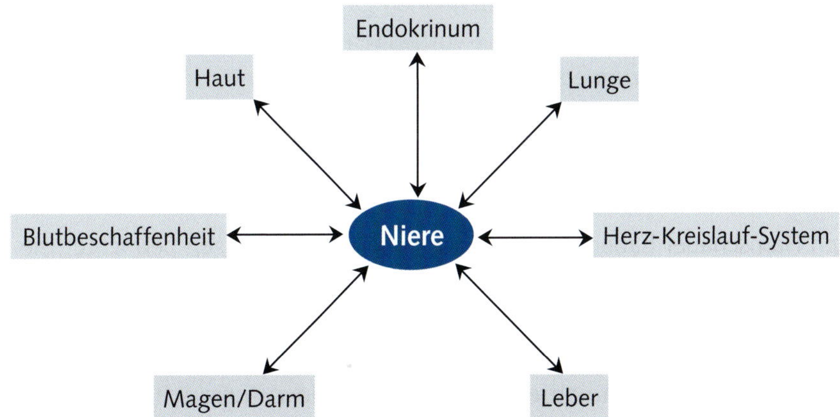

Von der traditionellen Harnschau zur Urin-Funktionsdiagnostik

Die Uroskopie oder Harnschau geht auf Berichte aus Mesopotamien und dem alten Ägypten zurück. Sie wurde von dem römischen Arzt Galen (131–200 n. Chr.) erweitert. Sie war über die Antike, das Mittelalter bis ins 18. Jahrhundert ein wichtiges diagnostisches Mittel im Bereich der Humoralmedizin, in der ein anderes Verständnis der Krankheitsentstehung als in der Neuzeit zum Ausdruck kommt. In der alten Medizin sprach man von »kranken Körpersäften« und betrachtete die Krankheiten als Folge der fehlerhaften Beschaffenheit oder Mischung (Dyskrasie) derselben.

Der italienische Pathologe Giovanni Batista Morgagni begründete im Jahre 1761 die Organmedizin durch das erstmalige Öffnen von Leichen. Das Wesen der Krankheiten wurde nun nicht mehr als Störung der Körpersäfte gesehen, sondern mit sichtbaren Veränderungen an den Organen in Bezug gesetzt.

Über die erste chemische Harnanalyse, dem Nachweis von Eiweiß im Urin, wurde zum ersten Mal von dem Londoner Arzt Richard Bright 1827 berichtet. Bis Ende des 19. Jahrhunderts folgten dann die chemischen Nachweise von Zucker und Urobilinogen. Die heute gebräuchlichen Urinteststreifen fanden erst Mitte des 20. Jahrhunderts Eingang in die klinische Diagnostik und haben damit die sehr komplizierten, zeitaufwendigen chemischen Nachweisverfahren auf Zucker, Eiweiß, Bilirubin, Urobilinogen, Nitrit usw. abgelöst.

Im Jahre 1857 berichtete Louis Pasteur (1822–1895) erstmalig über Bakterien. Der Nachweis (sichtbar machen) von Bakterien im Mikroskop und das Kultivieren auf Nährböden (Robert Koch 1843–1910) stellten einen ganz neuen Bezug zur Entstehung von Krankheiten her. »Kleinste Lebewesen« von außen sollten mögliche Krankheitsverursacher sein. Damit wurde zum ersten Mal eine Infektion definiert. Das stellte eine wahre Provokation für die Humoralmediziner dar, und auch heute noch sind die Diskussionen über die Wertigkeit der Krankheitsentstehung zwischen Humoralmedizin und »Organmedizin« nicht beendet.

Die alten Harnschauer haben den Urin auf Farbe und Trübungen betrachtet, sie haben ihn geschüttelt, gerochen und probiert. So wurde z. B. über den süßen Geschmack damals ein Diabetes mellitus diagnostiziert. Auch wir sollten uns heute die Zeit nehmen, den Urin zu betrachten und zu riechen. Über diese einfache Vorgehensweise lernt man schnell, einen kranken Urin von einem gesunden Urin zu unterscheiden. In der Urin-Funktionsdiagnostik machen wir uns die Erfahrungen der ersten chemischen Harnanalysen Anfang des 20. Jahrhunderts zunutze. Hier hat man so genannte »unspezifische Ausfälle« bei bestimmten Nachweisen z. B. beim Zucker beobachtet. Diese Phänomene, die nach Zusatz von Chemikalien und Erhitzung erscheinen, stellen in der Urin-Funktionsdiagnostik die Basis in der Interpretation dar.

Wir möchten mit diesem Buch das alte Wissen und die Erfahrungen aus der Zeit der Humoralmedizin nicht nur erhalten, sondern eine Verbindung und damit eine Brücke zur Neuzeit bauen, damit die Phänomene der alten Medizin in der übersetzten Form auch heute noch verstanden werden können.

Praktisches Vorgehen mit Interpretation

Zur Beurteilung wird nur der erstgelassene Urin nach der Nacht (Morgenurin) genommen, denn dieser ist in der Regel bei normaler Nierenfunktion und normalem Schlafrhythmus gut konzentriert. Die Konzentration des Urins wird als spezifisches Gewicht gemessen, das normal um 1.020 liegt (s. auch S. 20 ff.).

Bei Patienten mit Nykturie ist bereits der nachts ab 4 Uhr gelassene Urin zur Untersuchung zu verwenden. Wenn man z. B. bei Schlafstörungen wissen möchte, wann der Patient seine »Leberzeit« hat, so ist es sinnvoll, den Nacht- und Morgenurin zu untersuchen.

Auch bei Kindern jeden Alters ist die Urin-Funktionsdiagnostik als zusätzliches Diagnoseverfahren hervorragend geeignet. Die Voraussetzung dafür ist, dass das Kind schon in ein Uringefäß urinieren kann.

Besonders wertvolle Aussagen bekommen wir über das Reagenzglas 3 (Darm- und Schleimhautfunktion):

- Lymphbelastung durch nicht überwundene Infektionen, besonders im Hals-Nasen-Ohren Bereich.
- Darmstörungen, toxische Belastung durch Ernährungsfehler, wie zu viele Süßigkeiten oder sehr einseitige Ernährung.

Makroskopische Beurteilung des Urins

Die alten Harndiagnostiker hatten keine andere Möglichkeit, als den Urin nach Farbe, Trübungen und Geruch zu beurteilen. Auch in der heutigen Zeit haben diese einfachen Kriterien durchaus ihre Relevanz, werden aber leider in der täglichen Praxis häufig vernachlässigt. So könnten sich durch einfaches »Hinschauen« aufwendige diagnostische Verfahren erübrigen.

Eigenschaften eines normalen Morgenurins:
- goldgelb bis bernsteinfarben
- klar bis leicht trüb
- aromatischer typischer Harngeruch
- gut konzentriert, spezifisches Gewicht um 1.020

Je konzentrierter ein Urin ist, umso intensiver ist seine Farbe und sein Geruch. Ein farbloser, geruchloser so genannter wässriger Urin mit einem niedrigen spezifischen Gewicht enthält wenig harnpflichtige Substanzen (s. S. 20 ff.).

Urinfarbe

Der braun-gelbe Urin

Die braun-gelben Farbvarianten entstehen über den Abbau des roten Blutfarbstoffs Hämoglobin zu Bilirubin und Urobilinogen. Das Urobilinogen oxidiert unter Sauerstoffkontakt und Lichteinfluss zu Urobilin. Deshalb dunkelt frisch gelassener Urin beim Erkalten nach.

Der wässrig helle Urin

Der zu wenig gefärbte Urin bei guter Konzentration (spezifisches Gewicht um 1020) gibt uns einen wichtigen Hinweis auf eine Anämie; zu wenig Hämoglobin bedeutet folglich auch zu wenig Urobilinogen, also zu wenig Harnfarbe. »Müder Urin« sagten die alten Harndiagnostiker. Denn sie hatten damals bereits beobachtet, dass ein besonders blass gefärbter Urin bei müden, erschöpften Menschen mit blasser Haut anzutreffen ist und dass diesen Patienten mit viel frischem Gemüse und Fleisch geholfen werden konnte.

Der zu wenig gefärbte Urin bei geringer Konzentration (spezifisches Gewicht unter 1.010) gibt uns wichtige Hinweise auf:

- Niereninsuffizienz im Stadium der Polyurie. Der Patient hat viel Durst und muss viel trinken, um alle Abbauprodukte ausscheiden zu können.
- Diabetes insipidus; durch Vasopressin-Mangel kann die Niere nicht konzentrieren.
- Diabetes mellitus; durch Zuckeranwesenheit im Urin wird er über die osmotische Diurese wenig konzentriert.
- Diuretika; sie verdünnen den Urin, da mehr Flüssigkeit ausgeschieden als aufgenommen wird.

Der farbig leuchtende Urin

Die leuchtenden Farben des Urins werden bestimmt über:

- Nahrungsmittel wie z. B. Rotwein, rote Beete, Gummibärchen, rote Rüben, Orangen, Gemüse, Obst, Tees (mit viel Chlorophyll)
- Vitamine

Der grünliche Urin

Der grünliche Urin mit Regenbogenfarben auf der Oberfläche (zeigt sich nur im frisch gelassenen warmen Urin) tritt auf:

- nach grippalen Infekten, Halsentzündungen, Lymphknotenschwellungen
- allgemein bei noch nicht ausgeheilten Infektionen
- bei einer Lymphbelastung

Der orange-trübe Urin

Der giftig orange-trübe Urin, der klar gelassen wurde, aber beim Erkalten eine ziegelmehlartige Verfärbung annimmt ist nach der alten Harnschau der »feurige Urin« des Cholerikers oder der Urin der »Harnsauren Diathese«. Bei diesen Patienten wird das leicht lösliche Salz der Harnsäure als Urat ausgeschieden. Bei Fieber ist diese Urat-Ausscheidung aufgrund des Leukozytenuntergangs normal (s. S. 15).

Der weißlich-trübe Urin

Der weißlich trübe Urin bei einem pH-Wert von 7–8 ist nach der alten Harnschau typisch für die so genannten »Milchpisser«. Das steht für eine »schwere« oder heute würden wir sagen für eine »stressige« Gemütsverfassung. Es handelt sich hierbei um eine Ausscheidung von Erdphosphaten. Sie ist zu finden bei Prüfungsstress, Beziehungsstress, Schlafstörungen, Depressionen und anderen psychischen Affektionen.

Der fleischwasserfarbene Urin

Der fleischwasserfarbene Urin ist durch Mikrohämaturie bedingt. Diese vereinzelten Erythrozyten oder Hämoglobin sind makroskopisch nicht als Blut zu identifizieren, aber der Teststreifen spricht in der Regel gut an (bei Nichtanwesenheit von Vitamin C).

Die Mikrohämaturie muss ursächlich klinisch abgeklärt werden. Neben harmlosen Ursachen wie der Menstruation, kann sie ein Hinweis auf ein Blasenkarzinom, Nierenkarzinom, Blasenpolypen, Nierenerkrankungen, hämorrhagische Diathese, Prostataerkrankungen und Bluthochdruck sein.

Trübungen des Urins

Alle korpuskulären Bestandteile trüben den Urin, hier sind zu nennen:
- Zellen wie Epithelien, Erythrozyten, Leukozyten
- Bakterien
- Schleim
- Ejakulat mit Spermien
- Salze in der Ausfällung (s. auch Salzdifferenzierung in der Kochprobe, S. 25 ff.)

Eiweiß ist gelöst und trübt nicht! Der Nachweis von Eiweiß erfolgt über den Urin-Teststreifen und über das 2. Reagenzglas in der Kochprobe (s. S. 26).

Trübungen durch Zellen wie Epithelien, Erythrozyten, Leukozyten

Jeder kräftig gefärbte, konzentrierte Morgenurin ist durch Plattenepithelien aus der Harnröhre und dem Vaginalsystem leicht bis stärker getrübt und entspricht der normalen Schleimhautregeneration.

Besonders der weibliche Urin in der 2. Zyklushälfte ist trüber durch die hormonelle Steuerung der Erneuerung der Schleimhaut. Daher sagten die alten Humoralpathologen: »Ist der Urin von Jungfrauen stark getrübt, so sollte man ihnen Ruhe gönnen«.

Die Differenzierung der anderen Epithelien wie Zylinder- und Nierenepithelien ist nur mikroskopisch möglich. Es muss erwähnt sein, dass ein vermehrtes Auftreten von Zylinder- und Nierenepithelien grundsätzlich pathologisch ist. Hier müssen gleichzeitig andere Parameter wie das Vorhandensein von Leukozyten, Erythrozyten, Bakterien oder auch Eiweiß mit herangezogen werden.

Erythrozyten müssen vermehrt vorhanden sein, um im Urin eine Trübung zu verursachen. Vereinzelt auftretende Erythrozyten, so genannte Mikrohämaturie ist mit dem Auge nicht sichtbar und muss mit dem Urin-Teststreifen diagnostiziert werden.

Leukozyten sind vereinzelt nicht als Trübung erkennbar, aber mit dem Teststreifen nachzuweisen.

Trübungen durch Bakterien

Bakterien trüben den Urin und verändern den typischen aromatischen Uringeruch in das Faulig-Ranzige gehend (s. Urin-Teststreifen Nitrit, S. 18).

Trübungen durch Schleim

Der besonders schleimige Urin kann auf eine Entzündung hinweisen (Fibrin). Dann müssen aber ebenfalls Leukozyten vermehrt vorhanden sein, die auf eine entzündliche Erkrankung im Urogenitalsystem hinweisen.

Trübungen durch Ejakulat

Bei den alten Harndiagnostikern wurde von einem »sündigen Urin« gesprochen. Das ist der Urin mit Resten von Ejakulat, der natürlich keine Leukozyten enthalten darf, uns aber heute mikroskopisch mit den mehr oder weniger lebhaften Spermien Aufklärung gibt.

Trübungen durch Salzausfällung

Die Trübungen durch Salze bestimmen natürlich auch die Urinfarbe (s. Urinfarbe, S. 11 ff.).

Eine Auskristallisation von Salzen setzt eine hohe Konzentration des Urins voraus. Salzkristalle entstehen, weil Harnstoff als Base mit den Säuren aus dem intermediären Stoffwechsel und der zugeführten Nahrung reagiert.

Zum Beispiel ergeben Harnstoff und Harnsäure Harnsäurekristalle oder Urat, als leicht lösliches Salz der Harnsäure. Das Urat, oder Ziegelmehl, wurde von den alten Harndiagnostikern auch als Uroerythrin bezeichnet und ist ein amorphes, in moosartigen Haufen vorkommendes oranges Salz, das erst bei Erkalten des Urins ausfällt und sich bei Erwärmen wieder löst. Je geringer die Azidität des Urins, umso leichter bleibt es in Lösung, bei stark saurem Urin wird es zusammen mit Harnsäurekristallen ausgeschieden. Das gelöste Uroerythrin ist auch wie das Urobilinogen, aber in geringerer Menge, an der Harnfarbe beteiligt. Diese kleinen Mengen sind ebenfalls über Erwärmen des Urins (s. Kochprobe, S. 25 ff.) zu identifizieren, der Urin verliert hierbei an Farbe.

Die vermehrte Uratausscheidung mit Auskristallisation wurde bei den alten Harndiagnostikern als der »hitzige Urin« bezeichnet, zu beobachten bei »stark aficientem Gehirn«, womit offenbar der Grad des Fiebers gemeint war. Diese Beschreibung stammt aus einer Zeit, in der das Fieberthermometer noch nicht erfunden war und man zur Differenzierung des Fiebers auf die Betrachtung des Harns und des Pulses angewiesen war.

Wir wissen heute, dass die Ziegelmehlbildung über vermehrte Zelluntergänge nach Fieber, Entzündungen und Infektionen bei einem Urin-pH-Wert von 6–7 zustande kommt.

Da diese vermehrte Uratausscheidung aber auch bei gesunden Personen zu beobachten ist, oft sogar bei mehreren Familienmitgliedern, muss es sich hierbei um eine Stoffwechselanomalie handeln, die konstitutionell auf eine chronisch saure Stoffwechsellage schließen lässt.

Harnsäurekristalle geben einen harten, braunen Bodensatz. Im Mikroskop sind sie als wunderschöne Rhomben, Tafeln, Rosetten oder in Hantelform zu sehen. Unlöslich bei Erwärmen, unlöslich mit Essig- oder Salzsäure, löslich nur mit Kalilauge. Der Urin ist immer sauer, pH-Wert von 5, bei hoher Konzentration. Vorkommen wie beim Urat bei Zelluntergängen, Infektionen, Entzündungen, Gicht. Die Harnsäure ist allerdings diagnostisch sehr viel schwerer zu bewerten als das Urat und man sollte die Harnsäure über weitere Diagnoseverfahren wie Blutlabor, Dunkelfeld oder Augendiagnose eruieren.

Calcium-Oxalate geben einen weichen, weißen Bodensatz im leicht sauren Urin bei einem pH-Wert von 5–6. Mikroskopisch zu sehen als sehr hübsche Weihnachtssternchen, Pyramiden oder sanduhrförmige Kristalle. Sie entstehen aus der Reaktion von Harnstoff mit Oxalsäure, die reichlich enthalten ist in Gemüse wie Tomaten, Spargel, Rhabarber, Paprika, aber auch in Schokolade (Kakaobutter) und in Bier (Hopfen). Außer in oxalsäurehaltigen Nahrungsmitteln entstehen Oxalate in geringen Mengen auch im intermediären Stoffwechsel und sind gehäuft beim Diabetes mellitus zu beobachten. Calcium-Oxalate als Gries im stark konzentrierten Harn können durch Mikroverletzungen in der Harnröhre zu Brennen beim Wasserlassen und zu einer Mikrohämaturie führen. Oxalat ist nicht in Essigsäure löslich, sondern nur in Salzsäure.

Die Gruppe der Phosphate liegt als Calcium-, Magnesium- oder als Ammonium-Magnesiumphosphat (Tripelphosphat) vor. Allen gemeinsam sind der weiche, grau-weiße Bodensatz und die leichte Löslichkeit in Essigsäure.

Das Tripelphosphat ist als einziges Magnesium-Phosphat kristallin und mikroskopisch als »Sargdeckel-Kristall« zu erkennen. Es kommt nur bei ammoniakalischer Gärung im alkalischen Urin vor, also nur bei Harnwegsinfektionen bei gleichzeitiger Anwesenheit von Bakterien und in der Regel auch von Leukozyten. Daher macht es bei der Differenzierung auch ohne Mikroskop keine Probleme.

Die anderen Phosphate sind nur über den Urin-pH-Wert zu unterscheiden:
Calcium-Phosphate sind im leicht sauren Urin, pH-Wert ca. 6,5, zu finden. Im Mikroskop sieht man Schollen, Nadeln und Keile. Sie sind vermehrt bei vegetarischer Ernährung zu beobachten.

Magnesium-Phosphate (Erdphosphate) sind bei einem alkalischen Urin von pH-Wert 7–8 anzutreffen. Mikroskopisch sind sie sandig amorph bis körnig. Bei größeren Mengen bildet sich beim Stehenlassen des Urins ein irisierendes Häutchen von phosphorsaurer Magnesia, auch als »Newton'sche Ringe« bezeichnet. Die Schulmedizin hat dieses Phänomen auch bei Neuropathien beschrieben. In der Augendiagnostik entspricht es der »erethischen Skrofulose«.

Diese Erdphosphat-Ausscheidung ist häufig zu beobachten bei Patienten mit Schlafstörungen, Depressionen, emotionalem Stress und psychischen Auffälligkeiten. Es kann über Stresshormone zu einem gestörten Leberstoffwechsel und zu einer mangelnden Säureausscheidung über den Urin kommen.

Ebenfalls tritt diese Ausscheidung gehäuft bei Schwangeren auf, die unter Schwangerschaftserbrechen leiden. Es scheint einen Zusammenhang zu dem Hydrogencarbonatverlust, also Pufferverlust, über das Erbrechen zu geben. In einem alten Harnkunde-Buch steht: »Wenn der Urin scheint als ein Pfauenspiegel oder Enterichhals schillernd und erscheint ein Antlitz in ihm wie in einem Spiegel, so ist die Frau schwanger worden.«

Calcium-Carbonate kommen zusammen mit den amorphen Erdphosphaten im leicht alkalischen Urin vor. Man erkennt sie durch das »Aufbrausen« ($C0_2$-Bildung) nach Zugabe von Säuren, wie Essigsäure oder Schwefelsäure.

Urin-Teststreifen

Da der Urin für die traditionelle Urin-Funktionsdiagnostik in einem sterilen Gefäß vorliegt, sollte der Urin-Teststreifen im selben Arbeitsgang für die klinische Diagnostik mit erfolgen.

Bei den gängigen Urin-Teststreifen finden wir folgende Testfelder:

Spezifisches Gewicht

Die heutigen Teststreifen zeigen auch relativ korrekt das spezifische Gewicht an, wobei die Messung mit dem Urometer genauer ist (Interpretation, s. S. 20).

pH-Wert

Der pH-Wert des Urins sollte im erstgelassenen Urin nach der Nacht einen Wert von pH 5 erreichen und im Laufe des Tages, je nach Ernährungslage pH 6–7,5 erzielen. Der pH-Wert gibt die Menge der dissoziierten Wasserstoffionen im negativen Logarithmus zur Basis 10 an. Das heißt, dass z. B. ein pH-Wert von 5 korrekt 10^{-5} heißen müsste.

Die Niere kann nur einen Urin-pH-Wert von minimal 4,7 bis maximal 8 produzieren. Ein pH-Wert von 7 heißt, dass der Urin neutral ist. Je niedriger der pH-Wert ist, desto saurer ist der Urin – je höher der pH-Wert ist, desto basischer ist der Urin.

Morgenurin mit einem pH-Wert ab 7 aufwärts weist auf:

- »Gestörte Leberzeit« (ca. 3 Uhr), kann durch Schlafunterbrechung, Kummer, Stress und Nachtarbeit verursacht werden. Depressionen können die Entgiftungsfähigkeit der Leber beeinträchtigen und damit auch eine »gestörte Leberzeit« bewirken.
- Organische Ursachen wie Niereninsuffizienz und Lebererkrankungen. Künstlich erzeugter basischer pH-Wert durch Einnahme von Mineralsalzen, die im Überschuss über die Niere ausgeschieden werden

Auch bei vegetarischer Ernährung ist der Morgenurin sauer!

Leukozyten

Eine Erhöhung der Leukozyten findet man bei akuten und chronischen Entzündungen der Schleimhäute im Urogenital- und Verdauungssystem. In Einzelfällen sogar bei Hauterkrankungen, z. B. bei schwerer Neurodermitis oder Pilzerkrankungen.

Differenzialdiagnose:

- Bakterielle Infektionen im Urogenitalsystem zeigen neben den Leukozyten in der Regel einen alkalischen Urin, Nitrit- und häufig auch Blut-positiv an. Der Urin riecht faulig.
- Bei entzündlichen Magen-Darm-Erkrankungen ist in der Regel eine isolierte Leukozyturie bei saurem pH-Wert vorhanden.

Glukose

Der erstgelassene Urin nach der Nacht muss Glukose-negativ sein. Im Tagesurin kann durch vermehrten Genuss von Zucker das erste Testfeld Zucker anzeigen. Bei Blutzucker über 160 mg% muss die Niere den überschüssigen Zucker ausscheiden (Nierenschwelle).

Bei Anwesenheit von Ascorbinsäure (durch reichlich Gemüse, Obst und Fruchtsäfte; bei Vitaminsubstitution) wird Zucker falsch negativ oder vermindert angezeigt.

Keton

Zu den Ketonkörpern gehören Aceton und Acetessigsäure, die aus dem Fettstoffwechsel stammen und durch Mangel an Kohlenhydraten entstehen.

Vorkommen: z. B. bei Diabetes mellitus, Fasten, Diäten, kachektischen Zuständen, Magen-Darm-Infektionen oder nach einer Narkose.

Nitrit

Nitrit zeigt indirekt Bakterien an, die das aus der Nahrung stammende Nitrat zu Nitrit reduzieren. Für diesen Reduktionsvorgang brauchen die Bakterien ca. 4 Stunden. Bei verstärkter Diurese und damit Durchspülung der Harnwege haben die Bakterien diese Reduktionszeit in der Harnblase nicht und der Teststreifen zeigt bei frisch gelassenem Urin hiermit falsch negativ an. In diesem Fall sollte man den Urin 4 Stunden stehen lassen und dann erneut testen.

Zu beachten ist: Nicht alle harnwegsinfizierenden Erreger sind Nitritbildner. Allerdings werden zu 90 % Harnwegsinfektionen durch Coli-Bakterien oder Enterokokken verursacht, die immer ein positives Nitrit Testfeld anzeigen.

Ist das Testfeld negativ bei einer Zystitis-Symptomatik, handelt es sich um andere Erreger, z. B. Klebsiellen oder Pyocyaneus, oder die 4 Stunden Reduktionszeit wurden vor dem Test nicht eingehalten.

Protein

Das Testfeld zeigt alle Eiweiße an (Differenzierung s. Essigsäure-Kochprobe, S. 28).

Albuminausscheidung bei Stauungszuständen (Schwangerschaft, hypertone Regulationsstörung, Stauungsleber), schwerer körperlicher Arbeit und Fieber.

Globulinausscheidung bei entzündlichen Nierenerkrankungen mit Durchlässigkeit der Glomeruli und Stauungszuständen in den Nieren, z. B. die orthostatische Proteinurie.

Bei der orthostatischen Proteinurie gelangt Eiweiß erst im Lauf des Tages mit zunehmender Bewegung in den Urin. Im Morgenurin ist noch kein Eiweiß vorhanden. Dieses harmlose Phänomen entsteht bei jungen Menschen durch Durchblutungsveränderungen aufgrund von Haltungsschäden.

Bilirubin

Bilirubin kann auf schwere akute Lebererkrankungen wie Hepatitis, toxischer Leberzellzerfall oder Lebermetastasen hinweisen. Der Urin ist dunkel braun-grün (»Bierbraun«) mit Schüttelschaum.

Der harmlose, genetisch bedingte Defekt der Leber im Bilirubinabbau, genannt Morbus Meulengracht, zeigt sich nie in einer Bilirubinausscheidung im Urin.

Ein gesunder, kräftig gefärbter Urin kann auch ein falsch positives Bilirubin Testfeld anzeigen.

Urobilinogen

Urobilinogen bei Leber-Galle-Stau und nach Hämolyse (s. Kochproben, S. 32).

Bei sehr konzentriertem Urin ab einem spezifischen Gewicht von 1.030 zeigt das Testfeld durch die Eigenurinfarbe positiv an.

Blut und Hämoglobin

Da im sauren Urin die Erythrozyten platzen, wird das Hämoglobin freigesetzt. Daher ist man dazu übergegangen, zwei getrennte Testfelder aufzuführen – eins für die Erythrozyten und eins für das Hämoglobin.

Ursachen für Hämaturie: Nierenerkrankungen, Bluthochdruck, Nierenkarzinom, Blasenkarzinom, Blasenpolypen, Prostatakarzinom und -adenom, sowie blutverdünnende Medikamente.

Die Hämaturie kann harmlose Ursachen wie die Menstruation oder schwere körperliche Anstrengung haben und idiopathisch auftreten. Aber da das Auftreten von Blut das erste Anzeichen von bösartigen Erkrankungen wie Nieren-, Blasen- und Prostatakarzinom sein kann, sollte sicherheitshalber eine klinische Abklärung erfolgen.

Spezifisches Gewicht

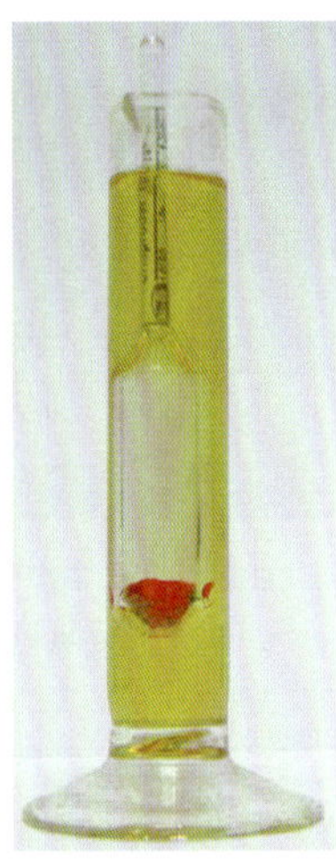

Das Bestimmen des spezifischen Gewichts ist der einfachste Test auf die Konzentrationsfähigkeit der Niere.

Eine gesunde Niere kann, je nach Flüssigkeitsaufnahme und -verbrauch, einen konzentrierten oder einen dünnen Urin produzieren. Eine kranke Niere wird auch bei wenig Flüssigkeitszufuhr nur einen dünnen Urin ausscheiden, d. h. mit einem niedrigen oder immer gleichbleibendem spezifischen Gewicht.

Bei Sekretionsstörungen durch Niereninsuffizienz im Verlaufe von Nierenerkrankungen (und Hypertonie), hat die Niere die Fähigkeit zur Anpassung an die blutchemischen Verhältnisse und die Ausscheidung eines konzentrierten Harns verloren. Unabhängig von der Flüssigkeitszufuhr wird ein immer nahezu gleich konzentrierter Urin produziert.

Definition: Das spezifische Gewicht einer Lösung ist von dem Gewicht und nicht der Zahl der in der Lösung (Urin) befindlichen Moleküle abhängig und ist proportional seiner Konzentration und umgekehrt proportional seines Volumens.

Der Urin muss zur Messung Zimmertemperatur haben. Die Eichtemperatur des Urometers liegt bei 21 Grad Celsius. Bei Temperaturunterschieden sind für je 3 Temperaturgrade Celsius mehr im Urin 1 Grad zur abgelesenen Dichte hinzuzuzählen.

Beispiel: Urin hat Körpertemperatur von ca. 37 Grad, und es wird ein spezifisches Gewicht von 1.015 abgelesen, so sind noch gute 5 Grad Dichte hinzuzurechnen. Es ergibt sich also ein spezifisches Gewicht von 1.020.

Es sollte nur der erstgelassene Urin nach der Nacht untersucht werden, da in der Regel der Morgenurin am konzentriertesten ist.

Eine gesunde Niere kann einen Urin mit einem spezifischen Gewicht von minimal 1.003 bis maximal 1.042 produzieren. Je höher das spezifische Gewicht ist, umso besser ist die Ausscheidungsfähigkeit der Niere.

Die in Lösung befindlichen Stoffe, die normal das spezifische Gewicht ausmachen sind: Harnsäure, Harnstoff, Salze, Farbstoffe (Urobilinogen und Urochrom) und Spuren von Eiweißabbauprodukten.

Die großen gelösten Moleküle von Plasmaproteinen und Zucker beeinflussen das spezifische Gewicht erheblich und sind grundsätzlich als pathologisch zu bewerten (s. S. 16 Besprechung Urin-Teststreifen).

Alle korpuskulären Teile wie Zellen und Salzkristalle haben keinen Einfluss auf das spezifische Gewicht!

Messgeräte:
- Urometer mit einer Skala von 1.000 bis 1.040
- Glaszylinder

Vorgehensweise

- Harn von Raumtemperatur in den Glaszylinder füllen
- Urometer frei schwebend eintauchen lassen, darf die Glaswand oder den Boden nicht berühren
- Skalenwert an der Spindel in Höhe des unteren Meniskus ablesen

Interpretation

Ein normales spezifisches Gewicht im Morgenurin von 1.020 oder mehr bedeutet eine gute Konzentrationsfähigkeit der Niere.

Ein morgendliches spezifisches Gewicht von unter 1.010 kann folgende Ursachen haben:
- abendliches zu starkes Trinken, besonders nach alkoholischen Getränken
- diuretische Tees (z. B. Brennnessel)
- Vasopressinmangel (Diabetes insipidus, Enuresis nocturna)
- Diabetes mellitus
- Niereninsuffizienz
- »Melancholiker-Urin«: Der »melancholische« Urin der alten Harndiagnostiker bedeutet, dass der Patient in seinem melancholischen Temperament die Fähigkeit zur notwendigen Ausscheidung verliert. Alle Ausscheidungsvorgänge werden minimiert bei normaler klinischer Funktion der Ausscheidungsorgane.

Ein morgendliches spezifisches Gewicht von über 1.030 mit intensiver Harnfarbe kann folgende Ursachen haben:
- zu geringe Trinkmenge
- übermäßiges Kaffeetrinken
- übermäßiger Sport
- Flüssigkeitsverlust über den Darm: Diarrhö
- starkes Schwitzen
- Fieber

Die Ausscheidungsmenge sollte die aufgenommene Trinkmenge abzüglich 500 ml betragen. Diese durchschnittliche Menge von 500 ml ist der Flüssigkeitsverlust über Lunge und Darm. Bei 2 Liter Trinkmenge und gesunder Nierenfunktion werden 1,5 Liter ausgeschieden. Mit berücksichtigt wird die Schweißausscheidung, welche in Abhängigkeit von Jahreszeit, Tageszeit, Konstitution, Alter und Geschlecht steht.

Hat ein Patient immer ein spezifisches Gewicht von über 1.030, so ist zwar die Nierenfunktion normal, aber durch zu wenig Flüssigkeitszufuhr wird hier eine Nierensteinbildung provoziert. In der Regel zu beobachtende Austrocknungsphänomene im Blut (Dunkelfeld) bedeuten eine Übersäuerung des Gesamtsystems mit entsprechenden Krankheitsneigungen.

Ein wässrig aussehender Urin mit einem spezifischen Gewicht von 1.030 ist ein Widerspruch. Farbintensität und Konzentration stimmen nicht überein. Hier müssen gelöste Stoffe, wie Zucker oder Eiweiß, mit hohem Molekulargewicht enthalten sein, oder kann ein Hinweis auf eine Anämie sein (s. S. 11).

Durchführung der Urin-Funktionsdiagnostik

Die Urin-Funktionsdiagnostik ist eine einfache und schnelle Methode. Innerhalb weniger Minuten kann man Aussagen über den Status des Stoffwechsels und die Funktion einiger Organe des Patienten treffen.

1. Reagenzgläser mit ca. 5 ml Urin füllen
2. Von folgenden Reagenzien in die entsprechenden Reagenzgläser zugeben (keine Zugabe bei den Reagenzgläsern 1 und 2):
   Reagenzglas Nr. 3: Nylander-Reagenz 1–1,5 ml
   Reagenzglas Nr. 4: Ehrlich-Reagenz 0,5 ml
   Reagenzglas Nr. 5: Natronlauge 20 % 0,5 ml
   Reagenzglas Nr. 6: Schwefelsäure 95–97 % 0,5 ml
3. Reagenzgläser im Kaltzustand bewerten → **Kaltprobe**
4. Reagenzgläser 2 bis 6 im Wasserbad 2 Minuten kochen
5. Reagenzgläser im Warmzustand bewerten → **Kochprobe**
6. Reagenzgläser nach der Diagnose mit Wasser reinigen

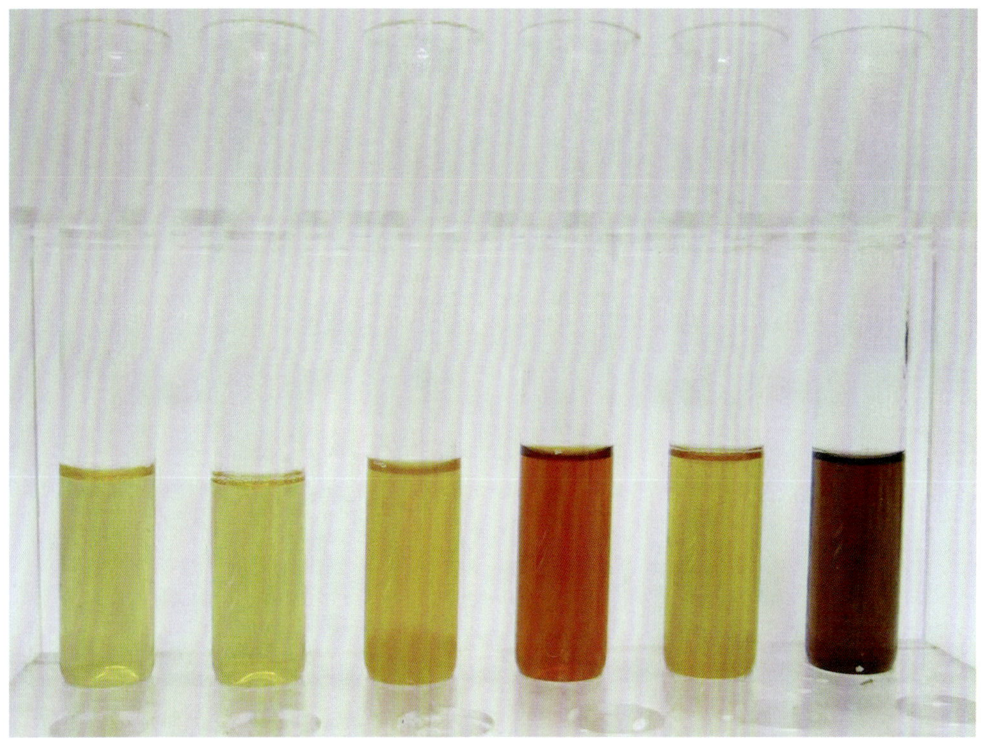

In der Kalt- und Kochprobe der traditionellen Urin-Funktionsdiagnostik erscheinen Farbphänomene, die Organsystemen und Funktionsstörungen zugeordnet werden können.

Reagenzglas 1: Kontrolle
Reagenzglas 2: Stoffwechsel, Salzdifferenzierung
Reagenzglas 3: Darm- und Schleimhautfunktion
Reagenzglas 4: Galle-/Herz-Kreislauf-Funktion, Blutqualität
Reagenzglas 5: Bauchspeicheldrüsenfunktion
Reagenzglas 6: Leberfunktion

Reagenzglas 1

Kontrolle

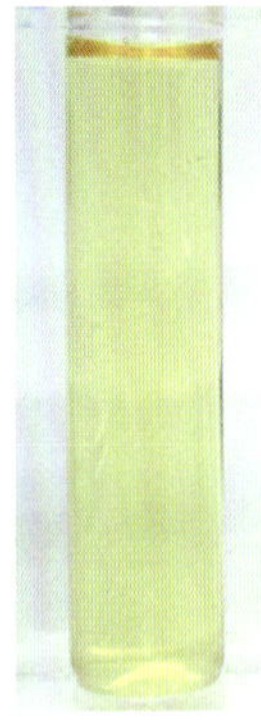

Kaltprobe

- ohne Zugabe von Reagenzien, wird nicht gekocht
- wird selbst nicht beurteilt, dient nur dem Farbvergleich zur Beurteilung der Phänomene mit der Kochprobe von Reagenzglas 2

Reagenzglas 2

Bezug zum Stoffwechsel und Differenzierung der ausgeschiedenen Salze (Niere)

Kaltprobe

- ohne Zugabe von Reagenzien
- wird im Kaltzustand nicht beurteilt

Kochprobe

Normalbefund: Urin unverändert

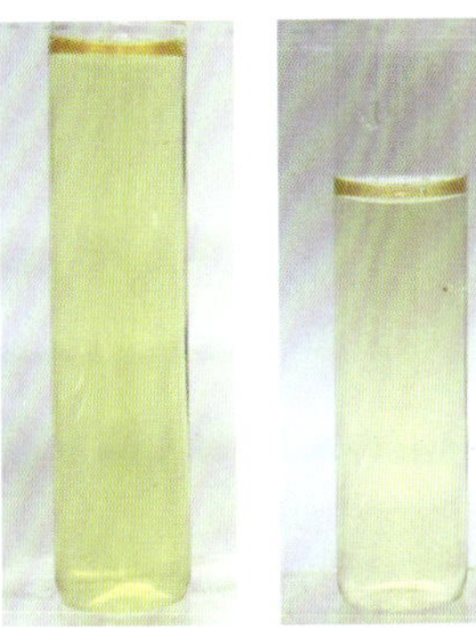

Reagenzglas 1 Reagenzglas 2

Phänomen:
Aufhellung gegenüber dem kalten Urin (vergleiche Reagenzglas 1)

Beurteilung:
- Hierbei handelt es sich um das gelöste Uroerythrin (angelagerter Farbstoff am Urat), das sich beim Erwärmen des Urins entfärbt (s. Trübungen des Urins, S. 14 ff.).
- Hinweis auf eine leicht saure Stoffwechsellage

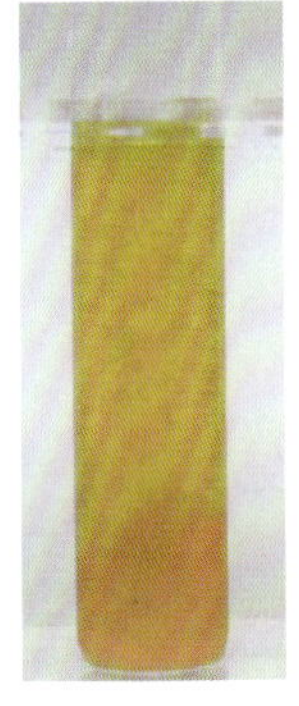

Kaltprobe

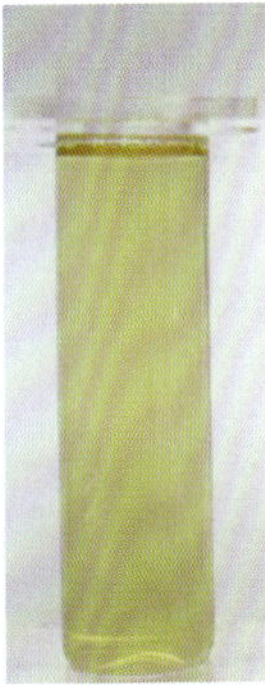

Kochprobe

Phänomen:
Kalter Originalurin massive braun-orange Trübung, nach der Kochung klar und aufgehellt (vgl. Reagenzglas 1).

Beurteilung:
Nachweis von Urat (Ziegelmehl) bei einer stark sauren Stoffwechsellage, z. B. bei fieberhaften Zuständen und nach Zellzerfall wie nach einer Chemotherapie.

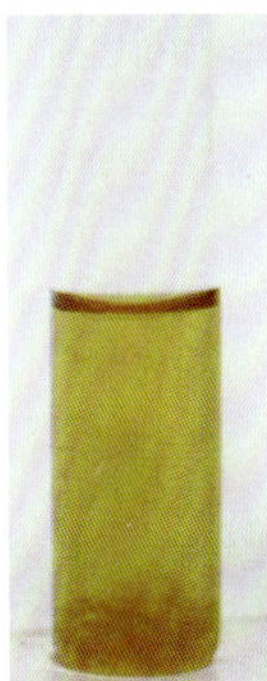

Phänomen:
Brauner Niederschlag

Beurteilung:
Hinweis auf Harnsäurekristalle; Vorkommen bei harnsaurer Diathese mit und ohne Gichtanfälle. Differentialdiagnostisch muss mit dem Teststreifen eine Hämaturie ausgeschlossen werden (auch Blut kann einen braunen Niederschlag machen).

Phänomen:
Weiße Trübungen bis Niederschläge, die sich durch Zugabe von 3–5 Tropfen Essigsäure lösen lassen.

Beurteilung:
Phosphate

Differenzierung der Phosphate über den Ausgangs-pH-Wert des Urins und Gesamtbeurteilung am Patienten:

pH-Wert 7: Magnesium-Phosphate (Erdphosphat), bei Neuropathien, Schlafstörungen, psychische Auffälligkeiten und Stress

pH-Wert 7: Tripelphosphat, bei ammoniakalischer Gärung durch Harnwegsinfektionen (s. auch Teststreifen Nitrit, S. 18)

pH-Wert 6–6,5: Calciumphosphate, zeigt Pufferverlust über die Niere an. Puffersubstanzen aus dem Knochen gehen verloren; Verdacht auf Hyperparathyreoidismus und Osteoporose

pH-Wert 6–7: Calciumcarbonat, erkennbar durch starkes Aufbrausen nach Zugabe von Essigsäure, zeigt Pufferverlust über die Niere an. Differentialdiagnostisch sollten der Hyperparathyreoidismus und die Osteoporose ausgeschlossen werden.

Phänomen:
Weißer Niederschlag; Bodensatz, der durch Zugabe von Essigsäure verstärkt wird.

Beurteilung:
Proteine (nur Globuline, s. auch Urin-Teststreifen Protein, S. 18)

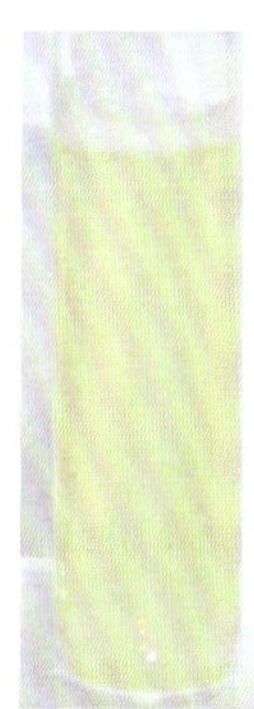

Phänomen:
Schaumkrone, die sich durch Zugabe von Essigsäure nicht verändert.

Beurteilung:
- Hinweis auf Leukozyturie (s. auch Urin-Teststreifen)
- Ejakulatbeimischung
- Antikörper bei Harnwegsinfektionen und Niereneiweiß

Phänomen:
Weiße Trübungen bis Niederschläge, die sich nicht durch Zugabe von Essigsäure, sondern durch Zugabe von 3–5 Tropfen Salzsäure lösen lassen.

Beurteilung:
Calciumoxalate; im sauren Urin, pH-Wert 5–6; nach Genuss von oxalsäurehaltigen Lebensmitteln wie Tomaten, Paprika, Rhabarber, Kakao und Bier

Die verschiedenen Calciumsalze treten in der Regel zusammen auf.

Reagenzglas 3 – Zugabe von Nylander-Reagenz

Darm- und Schleimhautfunktion

Beurteilung nach Zugabe von Nylander-Reagenz.

Das Nylander-Reagenz wurde bis zum Ende der 60er Jahre zum Nachweis von Zucker im Urin verwendet. Der Nachweis beruht auf dem Reduktionsvermögen des Traubenzuckers gegenüber dem im Nylander-Reagenz enthaltenen basischen Wismutnitrat, das bei höherer Temperatur zu metallischem grau-schwarzen Wismut reduziert wird.

Da auch andere Substanzen im Urin reduzierend wirken, die bei unvollständiger Eiweiß- und Kohlenhydratverdauung entstehen, gibt uns dieser Nachweis auch Auskunft über eine falsche Ernährungsweise und über den Zustand des Darms.

Reduzierende Substanzen im konzentrierten Urin sind neben Traubenzucker alle Eiweiße und Eiweißabbauprodukte, Harnsäure, Kreatinin und Glukuronsäure.

Bei vorhandenem Zucker ist das Reagenzglas 3 zur Überprüfung der Darmfunktion nicht zu verwerten.

Kaltprobe

Normalbefund: Urin unverändert

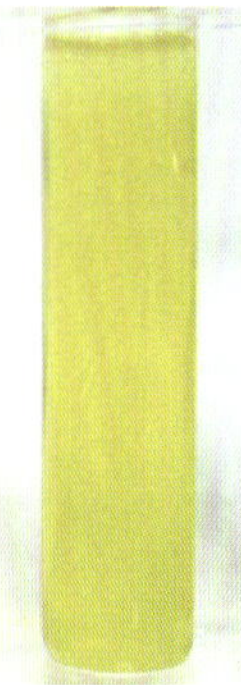

Phänomen:
Milchige Ausflockung/milchiger Schleier in Teilen oder im gesamten Reagenzglas

Beurteilung:
- Zeichen einer »Eiweißstoffwechselstörung mit Tendenz zur Fettunverträglichkeit« und damit zu einer Lymphbelastung

Differenzialdiagnose:
- Zeichen für eine Leberfunktionsstörung (s. Reagenzglas 6)
- Zeichen für eine eventuell vorhandene Gallenfunktionsstörung (s. Reagenzglas 4)
- Zeichen für eine Störung im Pankreas (s. Reagenzglas 5)
- Blutfette können erhöht sein
- Ernährungsfehler durch übermäßigen Eiweiß- und Fettkonsum

Kochprobe

Normalbefund: Urin unverändert oder mit leichtem weißen Niederschlag.

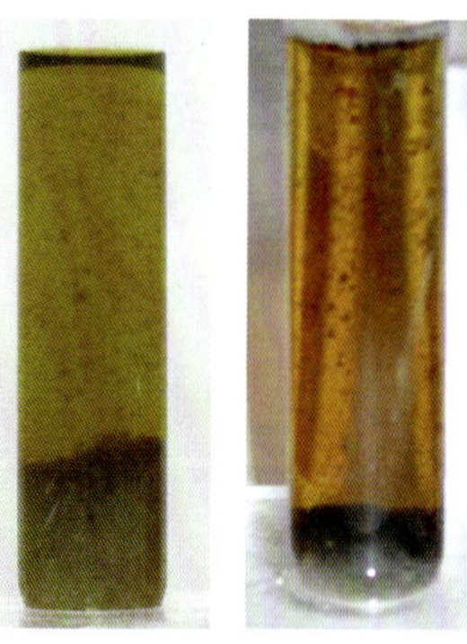

Phänomen:
Graue, braune und schwarze Verfärbungen im Bodensatz

Beurteilung:
- Toxische Belastung im Darm
- Störung des Darmmilieus, Darmflora
- Gärung, Fäulnis
- Ernährungsfehler (zu spätes Essen, opulente Mahlzeiten)

Jeder Urin bei guter Konzentration mit einem spezifischen Gewicht von ca. 1.020 darf einen weißen Bodensatz haben. Je länger die Belastung im Darm vorherrscht, umso dunkler der Bodensatz und umso dunkler auch eine Verfärbung des Überstandes.

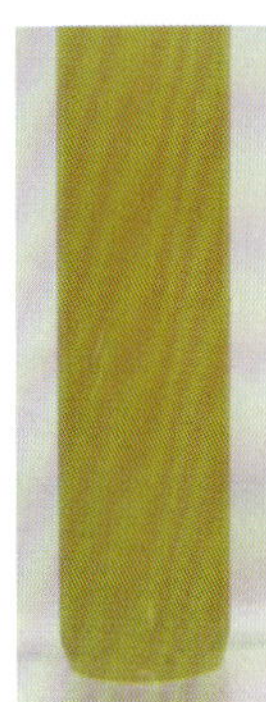

Phänomen:
Milchige Trübungen des Überstandes

Beurteilung:
- Schleimhautreizungen und Katarrhe im Darm
- Lymphbelastung im Darm, häufig nach nicht auskurierten Infektionen

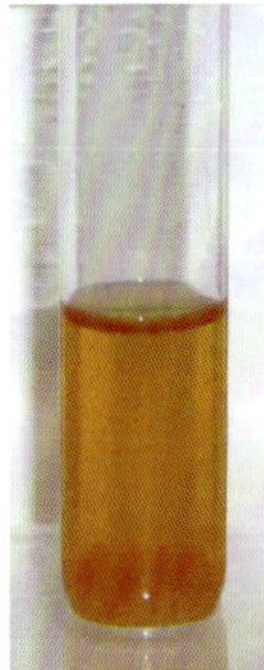

Phänomen:
Orange-bräunliche Verfärbung des Überstandes

Beurteilung:
- schwere Lymphbelastung
- häufig bei Diabetes mellitus zu beobachten

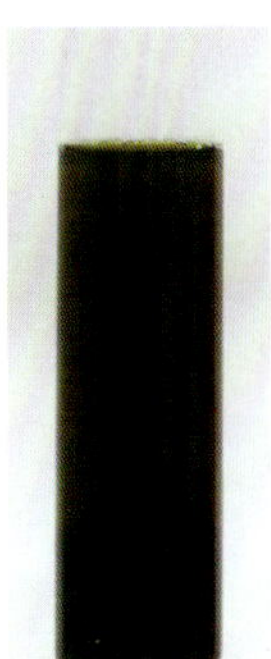

Phänomen:
Teerig schwarze Ausfällung

Beurteilung:
Diabetes mellitus (Nachweis von Traubenzucker)

Reagenzglas 4 – Zugabe von Ehrlich-Reagenz

Gallenfunktion/Herz- und Kreislauffunktion/Blutbeschaffenheit

Beurteilung nach Zugabe von Ehrlich-Reagenz, Nachweis von Urobilinogen.

Beim Blutabbau entsteht aus dem freiwerdenden Hämoglobin in der Leber Bilirubin. Dieses wird im Darm von den Darmbakterien zu Urobilinogen reduziert. Ein Großteil davon wird von den Darmepithelien resorbiert und durch die Pfortader wieder der Leber zugeleitet, um dann wieder mit der Galle in den Darm ausgeschieden zu werden. Nur ein kleiner Teil des Urobilinogens gelangt in den großen Kreislauf und wird mit dem Harn ausgeschieden. Daher sind normalerweise nur kleinste Mengen Urobilinogen im Urin nachweisbar.

Vermehrtes Auftreten kommt zustande durch verminderte Abfangfähigkeit der Leber für die reduzierten Gallenfarbstoffe bei:

- funktioneller Leberzellschädigung
- Gallengangsverschluss, z. B. durch Steine oder Tumore
- Beseitigung einer Galleflussbehinderung
- Pfortaderstau bei kardialen und pulmonalen Erkrankungen
- vermehrtem Anfall von Urobilinogen durch Hämolyse
- vermehrter Urobilinogenresorption im Darm bei pathologischen Zuständen im Darmkanal, z. B.: Divertikulose, chronische Obstipation

Vermindertes Urobilinogen besteht bei weniger Hämoglobinabbau und bei verminderter Gallebildung.

Kaltprobe

Normalbefund: Urin mit einer normalen Urobilinogenkonzentration zeigt einen zarten Cognacfarbton.

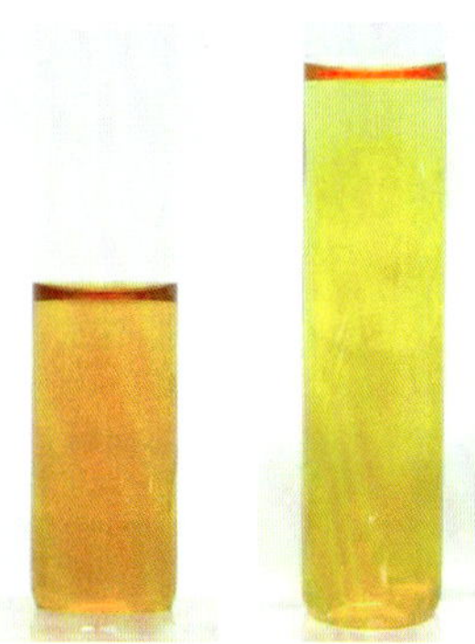

Phänomen:
Intensiver roter Ring an der Urinoberfläche

Beurteilung:

- Kreislaufschwäche, im Sinne der Blutdruckregulationsstörung
- Durchblutungsveränderungen im Sinne der Gefäßdynamik (Plethora, Kongestion)

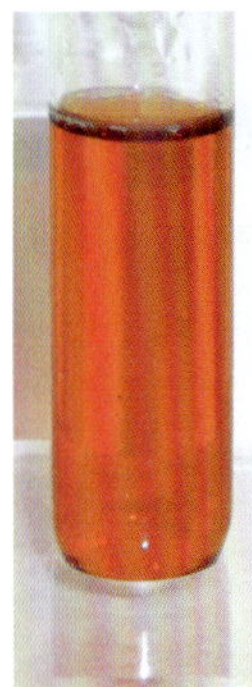

Phänomen:
Intensive Rot- bzw. Cognacfarbe

Beurteilung:
Urobilinogen vermehrt.

Mögliche Ursachen:
- Stau im Pfortadersystem
- Entfernung einer Galleflussbehinderung, wie z. B. nach dem Abgang eines Gallensteines
- Hämolyse

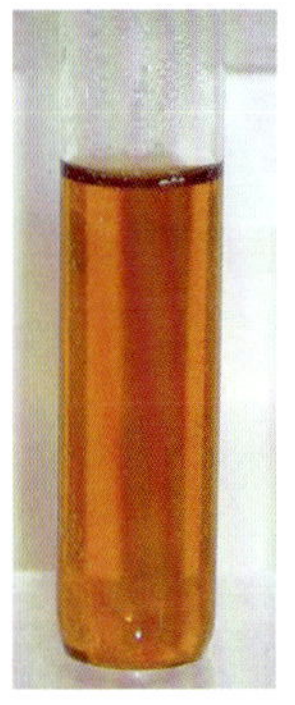

Normalbefund

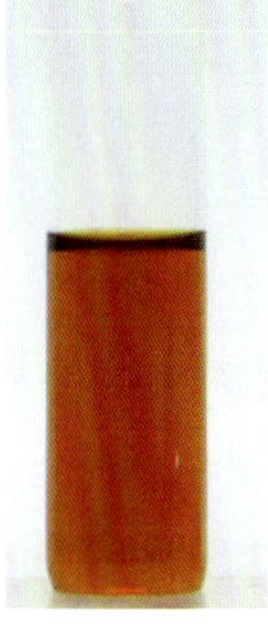

Kochprobe
Reagenzglas 6

Kochprobe

Normalbefund: Urin zeigt je nach spezifischem Gewicht eine kräftige, klare Cognacfarbe.

Die Farbintensität sollte annähernd mit dem Reagenzglas 6 (Leber) identisch sein (s. Abb. rechts).

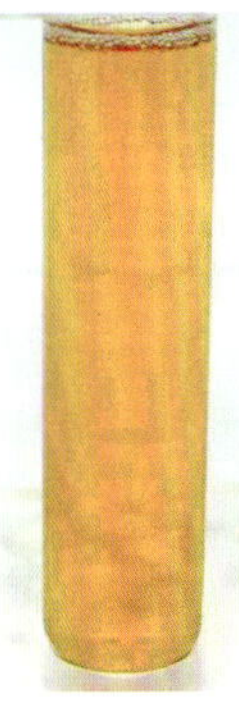

Phänomen:
Blass bräunliche bis gelbliche Verfärbung, deutliche Farbabschwächung

Beurteilung:
- verminderte Gallebildung
- verminderter Gallefluss
- Trägheit des Galleflusses, z. B. durch Eindickung der Galle (Steinbildungsgefahr)
- Hinweis auf Anämie (durch zu geringen Hämoglobinabbau)

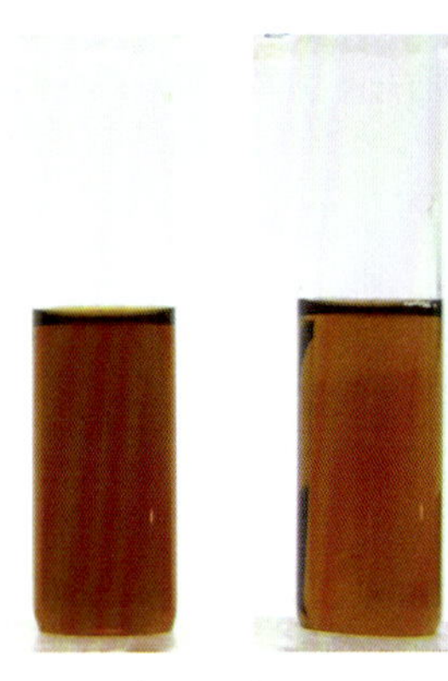

Reagenzglas 4 Reagenzglas 6

Phänomen:

Intensiv orangebraune, dunkle Färbung – deutlich dunkler als Reagenzglas 6

Beurteilung:

- Galleflussbehinderung, Gallensteine und Tumore als Ursache möglich
- Pfortaderstau
- spasmophile Diathese
- Rechtsherzinsuffizienz
- Asthma pulmonale
- Hämolyse, Zustand nach schweren Infektionskrankheiten

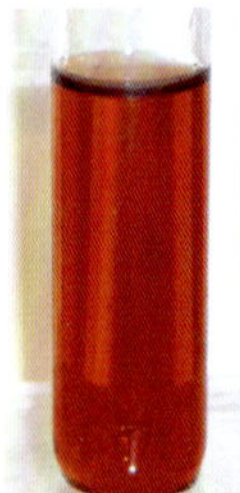

Phänomen:

Farbe leuchtend rot

Beurteilung:

Nachweis von toxischen Stoffwechselmetaboliten aus dem Eiweißabbau, wie Indol, Tryptophan und Phenole; möglich bei:

- Darmstörungen (s. auch Reagenzglas 3)
- langwierigen Infektionen
- bösartigen Erkrankungen
- Medikamenten (Schmerzmittel, Zytostatika)

Reagenzglas 5 – Zugabe von Natronlauge

Exkretorische Bauchspeicheldrüsenfunktion

Beurteilung nach Zugabe von Natronlauge 20 %.

Die chemische Basis, die zu den besonderen Phänomenen nach Zugabe von Natronlauge führt, ist leider nicht bekannt. Durch intensive Beobachtungen im Laufe der Jahrzehnte konnten Phänomene bestimmten Beurteilungen empirisch zugeordnet werden.

Kaltprobe

Normalbefund: Urin unverändert

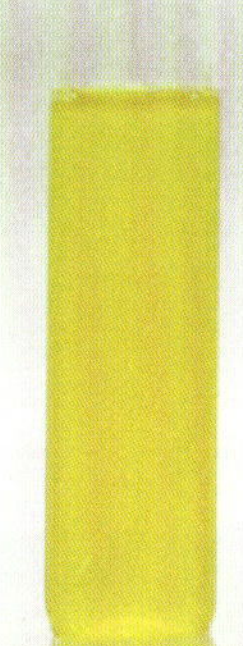

Phänomen:
Milchige Ausflockung/milchiger Schleier in Teilen oder im gesamten Reagenzglas

Beurteilung:
Zeichen einer »Fettstoffwechselstörung«. Differentialdiagnose:

- Zeichen für eine Störung der Leberfunktion (s. Reagenzglas 6)
- Zeichen für eine eventuell vorhandene Gallenfunktionsstörung (s. Reagenzglas 4)
- Zeichen für eine Störung im Darm (s. Reagenzglas 3)
- Erhöhung der Blutfette
- Ernährungsfehler

Kochprobe

Normalbefund: Urin unverändert oder kleiner weißer Niederschlag.

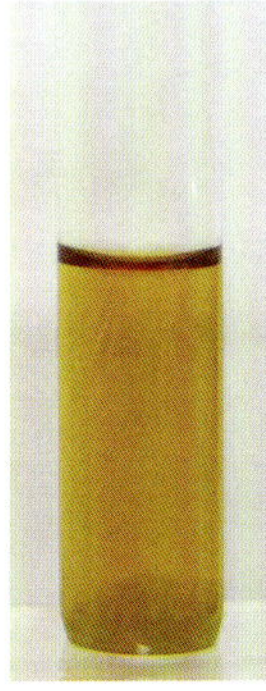

Phänomen:
Milchige Ausflockung bis grauer Niederschlag

Beurteilung:

- Schwäche vor allem der exkretorischen Pankreasfunktion und der Dünndarmfunktion
- Mangelnde Bereitstellung der Pankreasenzyme
- Zu späte opulente Mahlzeiten

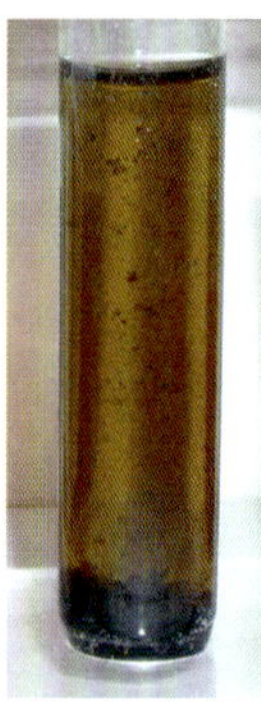

Phänomen:
Braun bis schwarzer Niederschlag

Beurteilung:
- Massivere Enzymschwäche
- Massivere Schwäche vor allem der exkretorischen Pankreasfunktion und der Dünndarmfunktion
- Mangelnde Bereitstellung der Pankreasenzyme
- Begleitende Dysbakterie im Darm (s. Reagenzglas 3, Darmröhrchen)

Phänomen:
Niederschlag, Wolken und Flocken (weiß – grau – braun – schwarz) mit eingeschlossenen Luftblasen

Beurteilung:
Mögliches Zeichen eines starken Enzymmangels, Enzymsubstitution evtl. notwendig

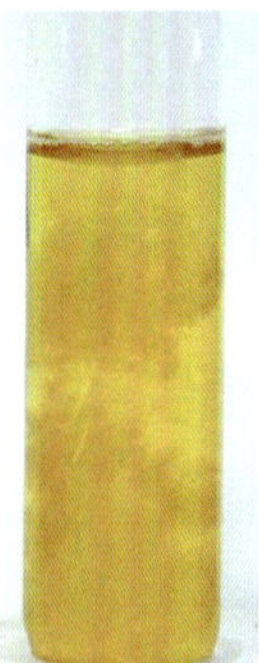

Phänomen:
Gewölk und schwimmende Ausflockungen

Beurteilung:
Hinweis auf eine chronische Pankreasreizung

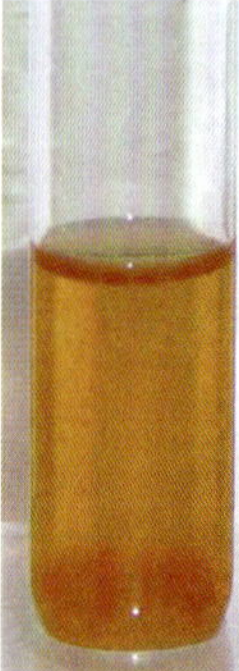

Phänomen:
Orange-roter Niederschlag

Beurteilung:
- Hinweis auf einen übermäßigen Verzehr von Milchprodukten, bis hin zur Milchunverträglichkeit durch mangelnde Verstoffwechslung von der in der Milch vorhandenen Galaktose und Laktose
- Hinweis auf Lymphbelastung durch Nahrungsmittel-Unverträglichkeiten

Die Einnahme von Enzymen bzw. enzymhaltigen Medikamenten kann den Befund von Reagenzglas 5 verändern.

Reagenzglas 6 – Zugabe von Schwefelsäure

Leberfunktion

Beurteilung nach Zugabe von Schwefelsäure 95–97 %.

Die chemische Basis, die zu den besonderen Phänomenen nach Zugabe von Schwefelsäure führt, ist leider nicht bekannt. Durch intensive Beobachtungen im Laufe der Jahrzehnte konnten Phänomene bestimmten Beurteilungen empirisch zugeordnet werden.

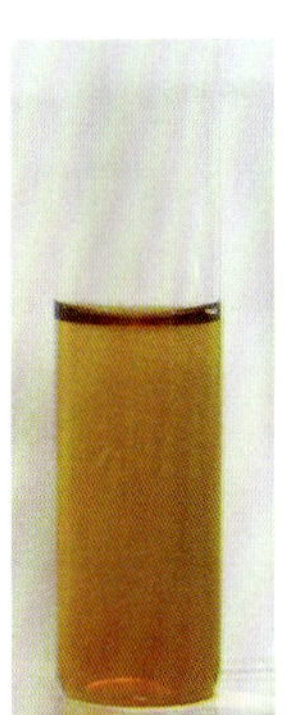

Kaltprobe

Normalbefund: Urin zeigt je nach Harnstoffkonzentration einen zarten bis kräftigen Braunfarbton

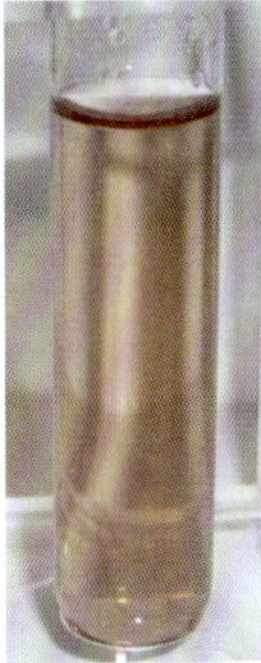

Phänomen:
Schwache bis intensive violette Farbe

Beurteilung:
Hinweis auf eine toxische Leberbelastung exogenen Ursprungs, z. B. durch Alkohol, Medikamente und Fasten

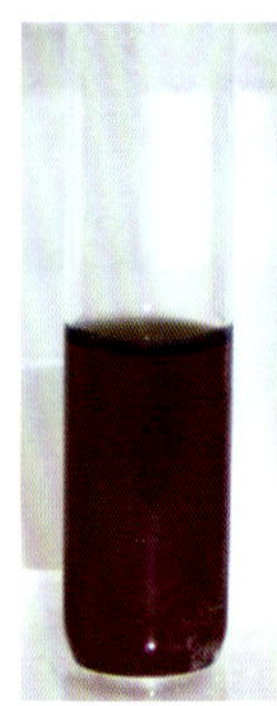

Phänomen:
Sofortige braune bis schwarze Verfärbung

Beurteilung:
Hinweis auf eine zur Dekompensation tendierende Leberstörung (Überprüfung auch durch Urin-Teststreifen und Leberwerte im Blut)

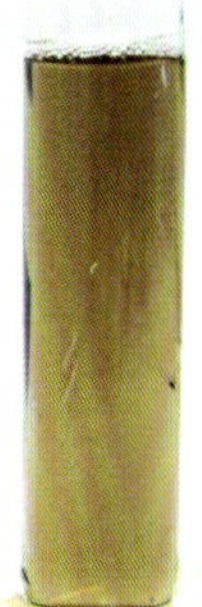

Phänomen:
Sofortiges Aufschäumen des Urins

Beurteilung:
Calcium-Carbonate, die sich durch Zugabe von Schwefelsäure lösen lassen; siehe Differenzierung der Salze (Calcium-Phosphat und Calcium-Carbonat, s. Reagenzglas 2, S. 27)

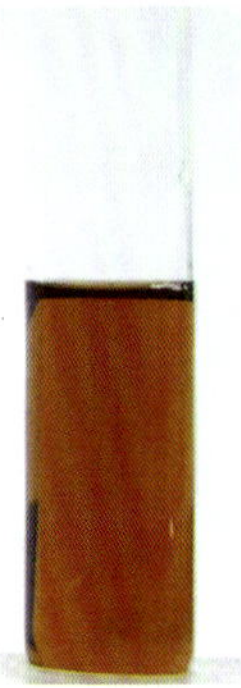

Kochprobe

Normalbefund: Urin zeigt je nach Harnstoffkonzentration einen zarten bis kräftigen Braunfarbton

Die Farbintensität sollte annähernd mit dem Reagenzglas 4 (Gallenfunktion/Herz- und Kreislauffunktion/ Blutbeschaffenheit) identisch sein.

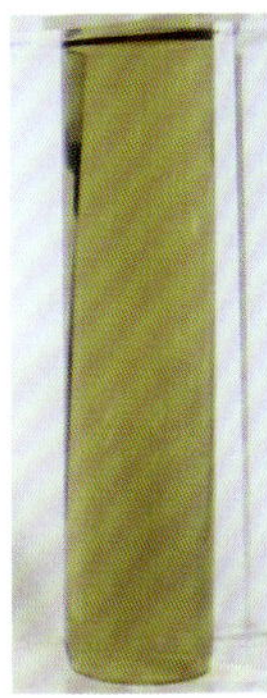

Phänomen:
Schwache Verfärbung, blass braun

Beurteilung:
- »Lebermüdigkeit«
- »Leberschwäche«
- »Energiemangel«

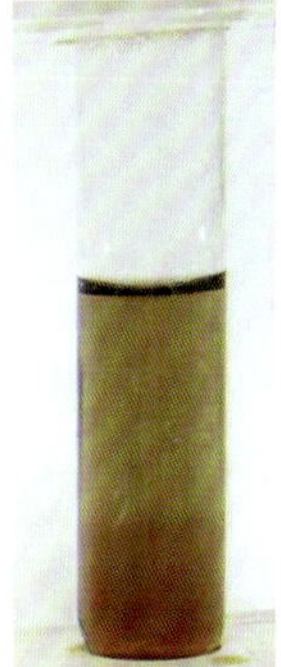

Phänomen:
Urinfarbe unten dunkler als oben (Stufenbildung)

Beurteilung:
- »Leberschwäche«
- herabgesetzter Leberstoffwechsel (»kalte Leber«)

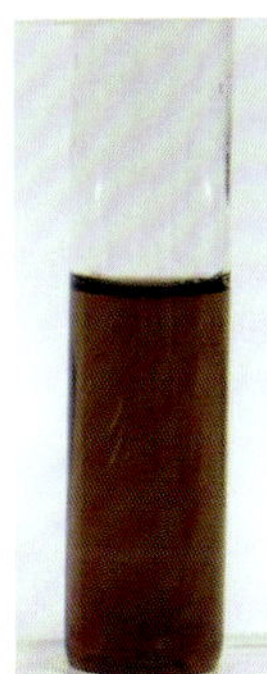

Phänomen:
Urinfarbe dunkelbraun bis schwarz

Beurteilung:
- Hinweis auf eine massive Belastung der Leber exogener oder endogener Natur (Ammoniakanfall im Darm)
- toxische Darmbelastung durch Ammoniak
- Eiweißüberlastung

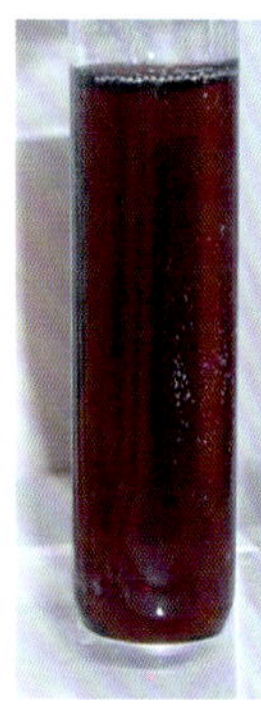

Phänomen:
Rosa/violette Verfärbung

Beurteilung:
- Toxische Stoffwechselmetaboliten, z. B. durch lang andauernde Medikamenteneinnahme
- Hinweis auf eine degenerative Leberfunktionsstörung

Vom Phänomen zur Diagnose und Therapie

Die Diagnosestellung hängt bei der traditionellen Urin-Funktionsdiagnostik, wie auch bei anderen Diagnoseverfahren, von der Konstitution, Disposition und Diathese des einzelnen Patienten ab. Seine individuellen Gegebenheiten und die genaue Anamnese in der Praxis müssen mit in die Therapiewahl einbezogen werden. Es lassen sich gewisse Grundgegebenheiten bei der Urin-Funktionsdiagnostik als häufige Vorgehensweise darstellen. Damit wird eine Umsetzung der Phänomene in die Diagnose und Therapie erleichtert:

Als erstes gilt es immer die aktiven Verdauungsanteile (Magen, Leber, Pankreas) zu behandeln. Denn diese lösen, wenn Phänomene vorhanden sind, auch die Störungen in den passiveren Verdauungsanteilen, insbesondere des Darms, aus. Verständlicherweise lässt sich keine Gärungsdyspepsie ohne Pankreastherapie, sowie keine Fäulnisdyspepsie ohne Leber- und Pankreastherapie behandeln.

Den Darm in der Behandlung in den Vordergrund zu stellen ist dann sinnvoll, wenn eine alleinige Zeichensetzung im Darm-Reagenzglas zu sehen ist und alle anderen Reagenzgläser »phänomenfrei« sind. Dies ist der Fall, wenn die Belastung von außen, z. B. durch übermäßige Medikamenteneinnahme oder starke Fehlernährung, verursacht wird. Es zeigt sich dies bei speziellen klinischen Krankheiten, wie z. B. dem Morbus Crohn: Hier handelt es sich um ein immunpathologisches Geschehen, das sich im selben Reagenzglas als Darm- und Lymphbelastung zeigt.

Kreislaufregulations- und Blutverteilungsstörungen, wie wir sie ebenfalls feststellen können, sollten durch eine Blutdruckmessung (Kreislaufstörung) oder in Verbindung mit den anderen Phänomenen beurteilt werden. Eine Leberstörung hinterlässt ja z. B. häufig Zustände einer Plethora im Bauchraum, sowie als antagonistische Reaktion eine Kongestion im Kopfbereich. Hier wären die Phänomene der Leberstörung primär zu behandeln, die Kreislaufregulationsstörung nur in Akutfällen.

Die Phänomene am Herzen sind rein als Hinweisdiagnose zu sehen und bedürfen einer genauen diagnostischen Abklärung in der eigenen Praxis mittels Blutdruckmessung, dem Schellong-Test oder anderen Diagnoseverfahren. Bei entsprechenden Auffälligkeiten ist eine klinische Abklärung erforderlich.

Ebenfalls sind Nierenzeichen in der traditionellen Urin-Funktionsdiagnostik unspezifische Hinweise. Sie bedürfen einer weiteren Abklärung, neben dem Urin-Teststreifen kommen auch Blutlabor (Glomerulumfiltrationsrate = GFR, Kreatinin, Cystatin C) und bei Bedarf weitere Untersuchungsverfahren in Frage.

Die Phänomene in der Urinfunktionsdiagnostik zeigen uns oft einen sinnvollen Therapieansatz, dabei ist es zweitrangig mit welchen Beschwerden der Patient zu uns in die Praxis kommt. So können Patienten mit Migräne, Hauterkrankungen, Harnwegsinfektionen oder Darmstörungen z. B. alle ein toxisch belastetes Darm-Lymph-Röhrchen als auslösenden Faktor zeigen. Das zeigt mir als Therapeut in diesem Fall, dass ich den Darm und damit auch die Lymphe behandeln muss, um die unterschiedlichsten Beschwerden zu bessern.

Fallbeispiele

Patient 1: Weiblich, 35 Jahre

Anamnese

- Magen-Darm-Infektion seit 2 Tagen mit Fieber, Erbrechen und Durchfall
- rezidivierender Schnupfen, sinugener Kopfschmerz, Heiserkeit, Reizhusten
- rezidivierende Mundwinkelrhagaden
- Operationen: keine
- Medikamente: keine
- Augendiagnose: lymphatisch-hypoplastische Konstitution

Urin-Funktionsdiagnostik

Spezifisches Gewicht: 1.015

zeigt eine mittlere Urinkonzentration; kann auch bei guter Konzentrationsfähigkeit der Nieren auftreten, wenn am Abend vorher viel Flüssigkeit zu sich genommen wurde

Urin-Teststreifen: ohne Befund

pH-Wert: 5

saurer Urin; bedeutet immer, dass eine Entgiftung über die Leber stattgefunden hat

Kaltprobe: unauffällig

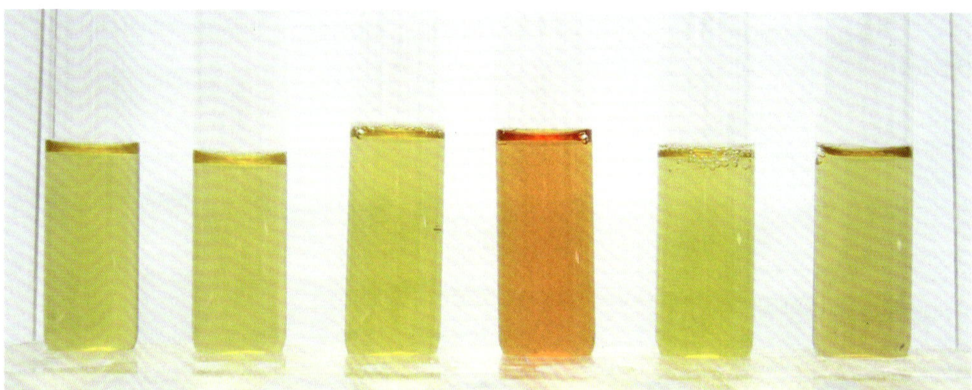

Kochprobe

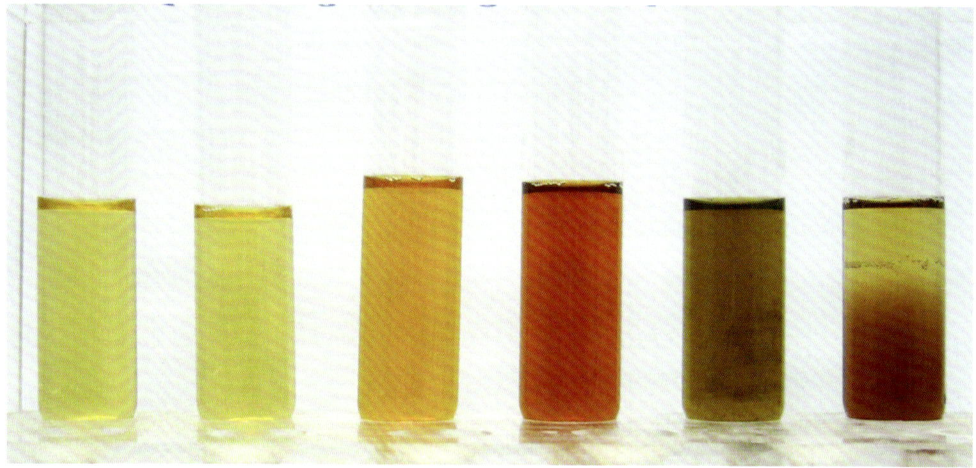

Reagenzglas 1: Kontrolle

Reagenzglas 2: unauffällig

Reagenzglas 3: leichte Trübung mit oranger Verfärbung; Lymphbelastung

Reagenzglas 4: cognacfarben; unauffällig

Reagenzglas 5: braun bis schwarzer Niederschlag; massivere Schwäche vor allem der exkretorischen Pankreas- und der Dünndarmfunktion, toxische Belastung durch Magen-Darm-Infektion

Reagenzglas 6: Urinfarbe unten dunkler als oben (Stufenbildung), »Leberschwäche«, herabgesetzter Leberstoffwechsel, Leberüberlastung mit Erschöpfung

Verknüpfung der Anamnese mit den Befunden aus der Urin-Funktionsdiagnostik

Die im Reagenzglas 3 diagnostizierte Lymphbelastung stellt die geschwächte Abwehr der in der Anamnese protokollierten Schleimhautbelastung dar.

Die Reagenzgläser 5 und 6 zeigen die Belastung durch den Magen-Darm-Virus.

Die Mundwinkelrhagaden zeigen die Schwäche der »aktiven Verdauungsdrüsen« (Magen, Leber, Pankreas); die Folge hiervon ist eine Resorptionsstörung der Magen-Darm-Schleimhaut mit latenter oder manifester Anämie.

Therapievorschläge mit Dosierung und Erläuterung

Unser Rezeptvorschlag:

Nux vomica N Synergon 51 Kattwiga

Akute Magen-Darm-Infektionen, mit Diarrhö und Erbrechen. Reinigt den Darm von »falschen Stoffen«. Reguliert das Darmmilieu und das »Bauchhirn«. Reguliert die Schleimhautschutzbarrieren im Magen-Darm-Trakt.

Dosierung: In akuten Fällen 5-mal täglich 15 Tropfen in etwas Wasser; später 3-mal täglich 15 Tropfen vor dem Essen in etwas Wasser.

Chininum arsenicosum N Synergon 25 Kattwiga

Erhöht die »Blutkraft«, angezeigt bei Anämie.

Dosierung: 3-mal täglich 1–2 Tabletten vor dem Essen im Mund zergehen lassen.

Biochemie Bombastus Nr. 3 Ferrum phosphoricum D12

Akute Magen-Darm-Infektionen, mit Diarrhö und Erbrechen. Reguliert die Zottenpumpe im Darm.

Dosierung: In akuten Fällen stündlich bis 5-mal täglich 2–4 Tabletten im Mund zergehen lassen.

Luvos Heilerde Kapseln.

Bindet die Reizstoffe im Darm; reguliert dadurch die Darmtätigkeit.

Dosierung: Morgens und abends 2 Kapseln mit viel Wasser.

Weitere Möglichkeiten:

Biochemie Bombastus Nr. 10 Natrium sulfuricum D6

Akute Magen-Darm-Infektionen, mit Diarrhö. Reinigt die Darmschleimhaut; schließt die Schleimhautschutzbarrieren.

Dosierung: In akuten Fällen stündlich bis 5-mal täglich 2–4 Tabletten im Mund zergehen lassen.

und/oder

Mercurius solubilis N Synergon 46 Kattwiga

Schleimhauterkrankungen; Katarrhe der Luftwege mit Heiserkeit, Husten und Schnupfen.

Dosierung: In akuten Fällen 5-mal täglich 15 Tropfen vor dem Essen in etwas Wasser.

und/oder

Taraxacum S Synergon 164 Kattwiga

»Leberschwäche«, herabgesetzter Leberstoffwechsel, Leberüberlastung mit Erschöpfung.

Dosierung: 3-mal täglich 15 Tropfen vor dem Essen in Wasser.

und/oder

»Vier-Winde-Tee«

Rp: Fruct. Carvi

Fruct. Foeniculi

Fruct. Anisi

Fruct. Coriandri aa ad 100.0

M.f. species

D.S. 1 Teelöffel/1 Tasse, Aufguss, 10 Minuten zugedeckt ziehen lassen, 3 Tassen über den Tag verteilt trinken.

Schleimhautregulierend und kräftigend für Magen, Darm und Respirationstrakt; entblähend; gegen Reizhusten, Schleim verdünnend und Auswurf fördernd.

Patient 2: Weiblich, 52 Jahre

Anamnese

- Kreuzschmerzen, muskuläre Blockade LWS 5/S 1
- Fettunverträglichkeit, Meteorismus
- Adipositas, Verlangen nach Süßem
- Operationen: keine
- Medikamente: keine
- Blutlabor: Gamma GT 43 U/l; ansonsten unauffällig
- Augendiagnose: neurogen-lymphatische Konstitution

Urin-Funktionsdiagnostik

Spezifisches Gewicht:	1.030
	der hohe Wert deutet auf eine gute Konzentrationsfähigkeit der Nieren hin, bei geringer Aufnahme von Flüssigkeit
Urin-Teststreifen:	ohne Befund
pH-Wert:	5
	saurer Urin; bedeutet immer, dass eine Entgiftung über die Leber stattgefunden hat

Kaltprobe

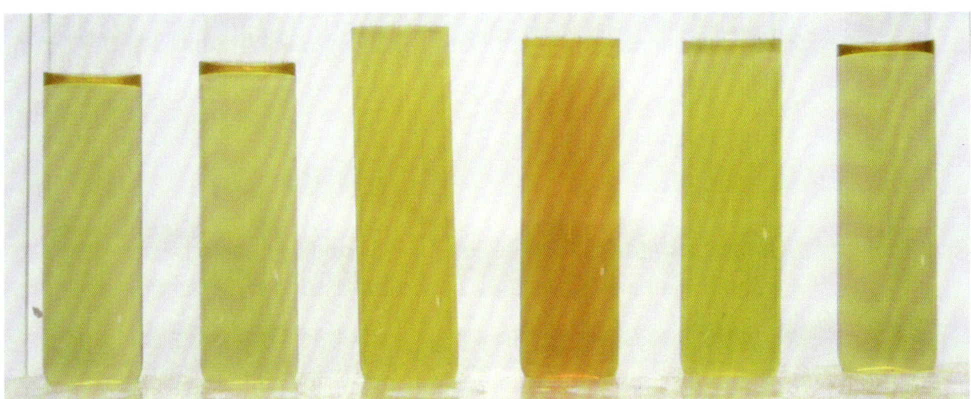

Reagenzglas 1: Kontrolle

Reagenzglas 2: ohne Befund

Reagenzglas 3: milchiger Schleier; Zeichen einer Fettunverträglichkeit

Reagenzglas 4: ohne Befund

Reagenzglas 5: milchiger Schleier; Zeichen einer Fettunverträglichkeit

Reagenzglas 6: ohne Befund

Kochprobe

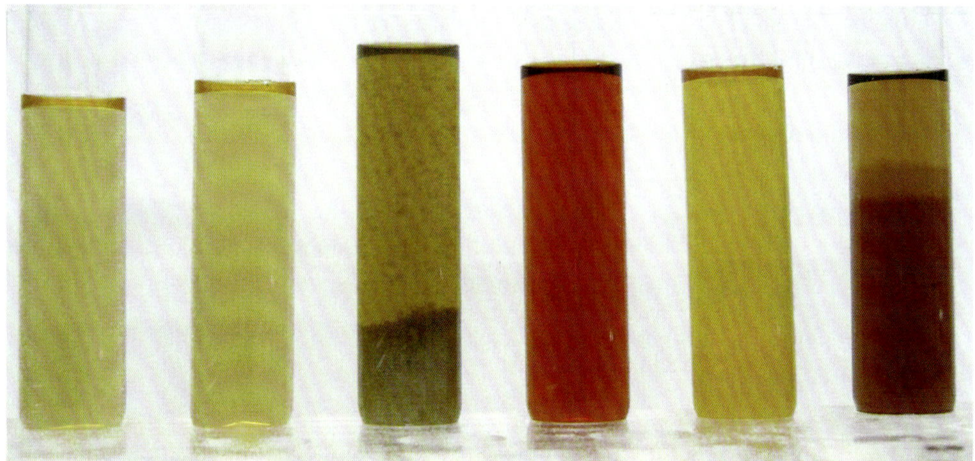

Reagenzglas 1: Kontrolle

Reagenzglas 2: ohne Befund

Reagenzglas 3: grau-braune Grundfarbe mit grau-schwarzer Verfärbung des Bodensatzes; toxische Belastung im Darm; Störung des Darmmilieus, der Darmflora; Gärung, Fäulnis

Reagenzglas 4: ohne Befund

Reagenzglas 5: ohne Befund

Reagenzglas 6: Urinfarbe unten dunkler als oben (2 Stufen), »Leberschwäche«, herabgesetzter Leberstoffwechsel, Leberüberlastung mit Erschöpfung

Verknüpfung der Anamnese mit den Befunden aus der Urin-Funktionsdiagnostik

Die im Reagenzglas 3 gezeigten Toxine müssen von der Leber verstoffwechselt und zur Ausscheidung gebracht werden. Die neurogen lymphatische Konstitution der Patientin weist auf die Übersprungshandlung vom »Kopfhirn« auf das »Bauchhirn« hin, was sich in diesem Fall in Gallenwegsdyskinesien ausdrückt, die eine Grundlage für den Leberstau mit Gamma GT Erhöhung darstellen.

Therapievorschläge mit Dosierung und Erläuterung

Unser Rezeptvorschlag:

Chelidonium N Synergon 55 Kattwiga

Entspannt, entstaut und reguliert das Leber-Galle-System; dichtet die Leberzelle ab.

Dosierung: 3-mal täglich 1–2 Tabletten vor dem Essen im Mund zergehen lassen.

Taraxacum S Synergon 164 Kattwiga

Entspannt, entstaut und reguliert das Leber-Galle-System; dichtet die Leberzelle ab.

Dosierung: 3-mal täglich 15 Tropfen vor dem Essen in etwas Wasser.

Cholesterinum N Synergon 102 Kattwiga

Entspannt und reguliert die Gallenwege; wirkt cholagog.

Dosierung: 3-mal täglich 10–15 Tropfen vor dem Essen in etwas Wasser.

Weitere Möglichkeiten:

Biochemie Bombastus Nr. 10 Natrium sulfuricum D6

Reinigt den Darm von falschen Substanzen; reguliert das Darmmilieu.

Dosierung: 3-mal täglich 2–5 Tabletten vor dem Essen im Mund zergehen lassen.

und/oder

Gastrikatt Kattwiga

Entspannt, entstaut und reguliert den gesamten Bauchraum; reguliert das Bauchhirn.

Dosierung: 3-mal täglich 5–10 Globuli vor dem Essen im Mund zergehen lassen.

und/oder

Cholesterinum N Synergon 102 Kattwiga

Reguliert die Fettverdauung; löst Verkrampfungen der Gallenwege auf; Cholagogum.

Dosierung: 3-mal täglich 15 Tropfen vor dem Essen in Wasser.

und/oder

Magentee

Rp: Rhiz. Calami 30.0

Rad. Angelicae 30.0

Fol. Melissae 20.0

Fol. Fragariae 20.0

M. f. species

D.S. 1 Teelöffel/1 Tasse, Aufguss, 10–15 Minuten zugedeckt ziehen lassen, 3 Tassen über den Tag verteilt trinken.

Reguliert das »Bauchhirn«, bei nervösen Störungen im Bauchraum mit Magen-, Leber-Galle-Störungen und nachfolgendem Meteorismus.

Patient 3: Männlich, 56 Jahre

Anamnese

- Nase oft geschlossen, nächtliches Schnarchen
- Neigung zu trockenem Mund, Rauhigkeit im Hals, besonders morgens
- Müdigkeit mittags ab 14 Uhr, unabhängig vom Essen
- Fettunverträglichkeit
- Sexuelle Neurasthenie
- Operationen: keine
- Medikamente: keine
- Blutlabor: Harnsäure 7,1 mg/dl, Creatinin 1,2 mg/dl, Cholesterin 185 mg/dl, LDL/HDL 2,89
- Augendiagnose: carbo-nitrogenoide Konstitution

Urin-Funktionsdiagnostik

Spezifisches Gewicht: 1.020

der hohe Wert deutet auf eine gute Konzentrationsfähigkeit der Nieren hin

Urin-Teststreifen: ohne Befund

pH-Wert: 5

saurer Urin; bedeutet immer, dass eine Entgiftung über die Leber stattgefunden hat

Kaltprobe: unauffällig

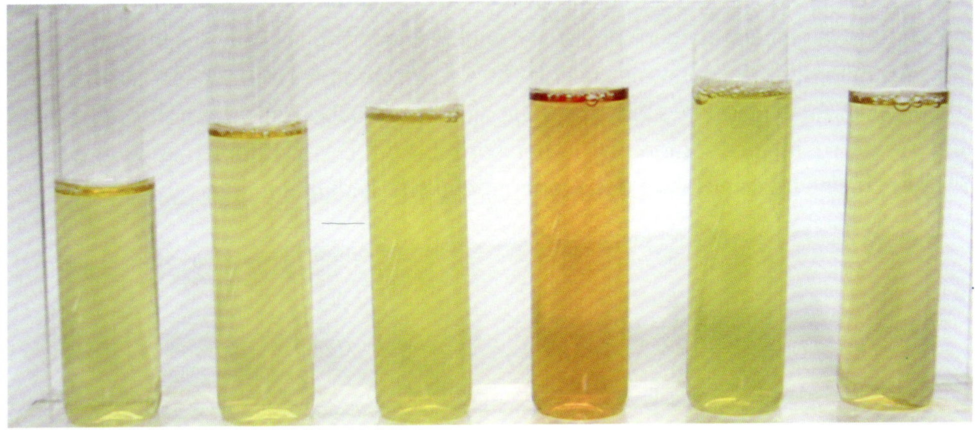

Kochprobe

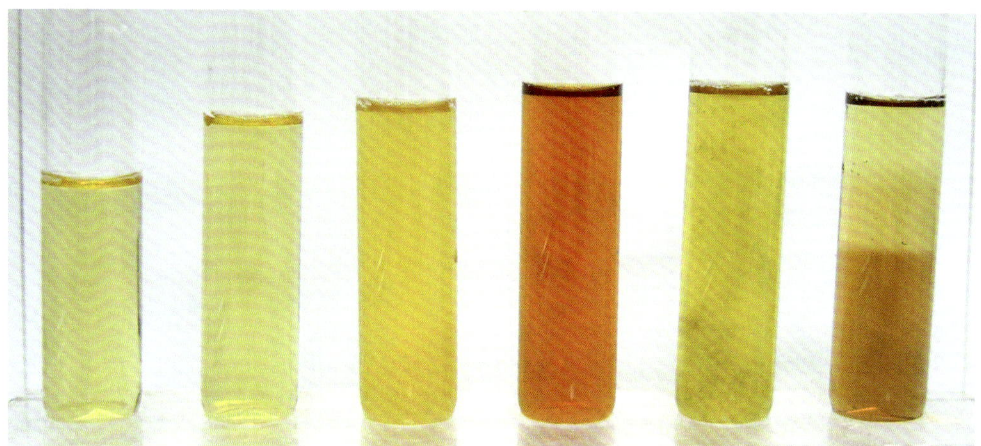

Reagenzglas 1: Kontrolle

Reagenzglas 2: ohne Befund

Reagenzglas 3: milchige Trübung; Darmschleimhautreizung

Reagenzglas 4: ohne Befund

Reagenzglas 5: leichte graue Verfärbung des Bodensatzes; enzymatische Schwäche der exkretorischen Pankreasfunktion

Reagenzglas 6: Urinfarbe unten dunkler als oben (3 Stufen), Grundfarbe im Vergleich zu Reagenzglas 4 zu hell, »Lebermüdigkeit« mit Leberüberlastung

Verknüpfung der Anamnese mit den Befunden aus der Urin-Funktionsdiagnostik

Das Reagenzglas 6 zeigt die Ursache des gesamten Geschehens: »Lebermüdigkeit« in Verbindung mit einem »Leberschnupfen« und Fettunverträglichkeit. Zusammen mit der Konstitution ergibt sich eine melancholische Grundstimmung mit der sexuellen Neurasthenie. Die Ausscheidungsschwäche zeigt sich im Blutlabor (leicht erhöhte Harnsäure und Kreatinin), im Urinbefund und in der Konstitution. Das Phänomen im Reagenzglas 5 ist durch eine Kompensation der »Lebermüdigkeit« bedingt.

Therapievorschläge mit Dosierung und Erläuterung

Unser Rezeptvorschlag:

Chelidonium N Synergon 55 Kattwiga

Entspannt, entstaut und reguliert das Leber-Galle-System; dichtet die Leberzelle ab. Reguliert das Zusammenspiel von Leber und Bauchspeicheldrüse.

Dosierung: 3-mal täglich 1–2 Tabletten vor dem Essen im Mund zergehen lassen.

Taraxacum S Synergon 164 Kattwiga

»Leberschwäche«, herabgesetzter Leberstoffwechsel, Leberüberlastung mit Erschöpfung.

Dosierung: 3-mal täglich 15 Tropfen vor dem Essen in etwas Wasser.

Leber-Milz-Tee

Rp: Hb. Fumariae 50.0

Rad. c. Hb. Taraxaci 30.0

Hb. Millefolii 20.0

M. f. species

D.S. 1 Teelöffel/1 Tasse, Aufguss, 10 Minuten zugedeckt ziehen lassen, 2 Tassen über den Tag verteilt trinken.

Leber und Milz stärkend (wider der Melancholie), reguliert die Blutverteilung im Bauchraum.

Weitere Möglichkeiten:

Biochemie Bombastus Nr. 10 Natrium sulfuricum D6

Entstaut das Leber-Galle-System, wirkt der Melancholie entgegen. Abschwellend für die Schleimhäute der Nasennebenhöhlen.

Dosierung: 3-mal täglich 2–4 Tabletten im Mund zergehen lassen.

und/oder

Biochemie Bombastus Nr. 6 Kalium sulfuricum D6

Leberzellerhaltungsmittel, entgiftet die Leberzelle.

Dosierung: 3-mal täglich 2–3 Tabletten vor dem Essen im Mund zergehen lassen.

und/oder

Carduokatt N Kattwiga

Leberstauungszustände, venöse Entstauung im Bauchraum; reguliert die Leberfunktion

Dosierung: 3-mal täglich 10–15 Tropfen vor dem Essen in etwas Wasser.

Patient 4: Weiblich, 44 Jahre

Anamnese

- Trockenes Ekzem in den Augenwinkeln und an den Lippen mit Juckreiz
- Neigung zu Obstipation
- Operationen: als Kind Nieren-OP links
- Dunkelfeld:
  Erythrozyten-Membran verzogen → Störungen im Säure-Basen-Haushalt
  Erythrozyten mit Leuchtmembran → Toxinbelastung der Schleimhäute
  Zitronenerythrozyten → Leberbelastung
- Augendiagnose: nephrogen-lymphatische Konstitution

Urin-Funktionsdiagnostik

Spezifisches Gewicht:	1.025
	der hohe Wert deutet auf eine gute Konzentrationsfähigkeit der Nieren hin
Urin-Teststreifen:	ohne Befund
pH-Wert:	5
	saurer Urin; bedeutet immer, dass eine Entgiftung über die Leber stattgefunden hat

Kaltprobe

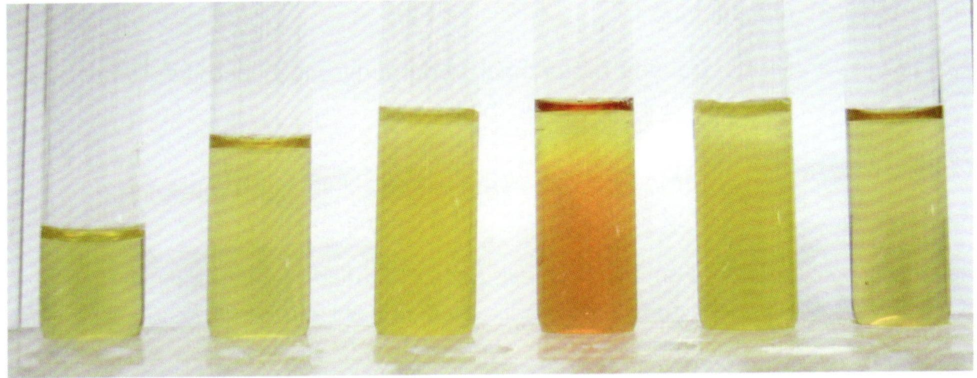

Reagenzglas 1: Kontrolle

Reagenzglas 2: ohne Befund

Reagenzglas 3: milchiger Schleier; Zeichen einer Fettunverträglichkeit

Reagenzglas 4: roter Ring an der Urinoberfläche; Kreislaufschwäche, Störungen der Gefäßdynamik

Reagenzglas 5: milchiger Schleier; Zeichen einer Fettunverträglichkeit

Reagenzglas 6: ohne Befund

Kochprobe

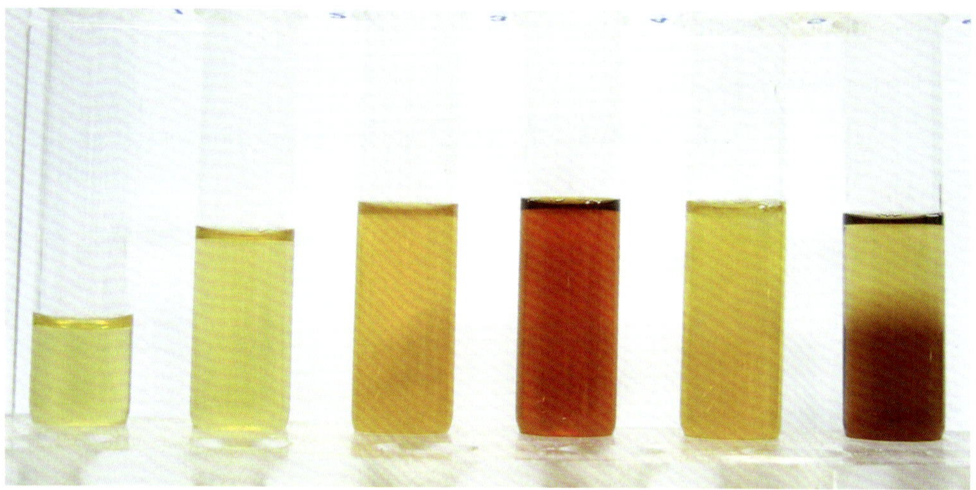

Reagenzglas 1: Kontrolle

Reagenzglas 2: ohne Befund

Reagenzglas 3: leichte Trübung mit oranger Verfärbung und Bodensatz; Lymphbelastung und Störung des Darmmilieus

Reagenzglas 4: ohne Befund

Reagenzglas 5: nicht verfärbter Bodensatz; ohne Befund

Reagenzglas 6: Urinfarbe unten dunkler als oben (3 Stufen); »Lebermüdigkeit« mit Leberüberlastung. Schaumbläschen an der Urinoberfläche; Zeichen einer Übersäuerung

Verknüpfung der Anamnese mit den Befunden aus der Urin-Funktionsdiagnostik

Die Haut wird in der traditionellen Naturheilkunde als »unedles aber starkes« Organ verstanden. Im vorliegenden Fall wird die Haut als Ausscheidungsfeld benutzt, und es erscheint das Ekzem. Durch die mangelnde Ausscheidung über den Darm besteht eine toxische Lymphbelastung und hierdurch eine erhöhte Leberbelastung. Eine Folge der Übersäuerung ist ein Sauerstoffmangel im Gewebe.

Therapievorschläge mit Dosierung und Erläuterung

Unser Rezeptvorschlag:

Chelidonium N Synergon 55 Kattwiga

Entspannt, entstaut und reguliert das Leber-Galle-System; dichtet die Leberzelle ab.

Dosierung: 3-mal täglich 1–2 Tabletten vor dem Essen im Mund zergehen lassen.

Biochemie Bombastus Nr. 9 Natrium phosphoricum D6

Hält die Säuren in Lösung.

Dosierung: 3-mal täglich 2–4 Tabletten im Mund zergehen lassen.

Biochemie Bombastus Nr. 10 Natrium sulfuricum D6

Entlastet das Leber-Galle-System; Mittel des Klärstroms; fördert die Harnaufbereitung.

Dosierung: 3-mal täglich 2–4 Tabletten im Mund zergehen lassen.

Juniperus N Synergon 165 Kattwiga

Über die Förderung der Nierenausscheidung und Verbesserung des Lymphflusses reguliert sich die Hautfunktion und -entgiftung.

Dosierung: 3-mal täglich 15 Tropfen vor dem Essen in etwas Wasser.

Weitere Möglichkeiten:

Taraxacum S Synergon 164 Kattwiga

Entspannt, entstaut und reguliert das Leber-Galle-System, dichtet die Leberzelle ab.

Dosierung: 3-mal täglich 15 Tropfen vor dem Essen in etwas Wasser.

und/oder

Biochemie Bombastus Nr. 3 Ferrum phosphoricum D6

D6: reguliert den arteriellen Umlauf, die Gefäßdynamik; Anämiesyndrom; Stuhlregulierend durch Wirkung auf die glatte Muskulatur.

Dosierung: Morgens und mittags jeweils 2–3 Tabletten im Mund zergehen lassen.

und/oder

Blutreinigungstee Hevert

D.S. 1 Teelöffel/1 Tasse, Aufguss, 10 Minuten zugedeckt ziehen lassen, 3 Tassen über den Tag verteilt trinken.

Patient 5: Weiblich, 40 Jahre

Anamnese

- Druckgefühl im rechten Oberbauch
- Diarrhö mit hellgrauer Farbe
- Appetit schlecht, Neigung zu Übelkeit, schlechter Mundgeschmack
- Ovarialzyste rechts, Durchmesser 4 cm
- Müdigkeit, Erschöpfung
- Operationen: Polypen Operation im Mastdarm mit 32 Jahren
- Augendiagnose: gastrische Konstitution

Urin-Funktionsdiagnostik

Spezifisches Gewicht:	1.025
	der hohe Wert deutet auf eine gute Konzentrationsfähigkeit der Nieren hin
Urin-Teststreifen:	Ketone deutlich erhöht
	Zuckermangel, z. B. durch Hungern oder durch Durchfälle
pH-Wert:	5
	saurer Urin; bedeutet immer, dass eine Entgiftung über die Leber stattgefunden hat und die Säuren ausgeschieden werden

Kaltprobe

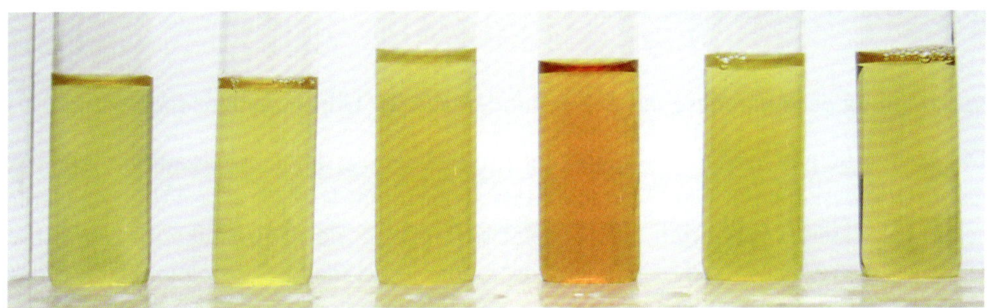

Reagenzglas 1: Kontrolle

Reagenzglas 2: ohne Befund

Reagenzglas 3: ohne Befund

Reagenzglas 4: ohne Befund

Reagenzglas 5: ohne Befund

Reagenzglas 6: Schaumkrone an der Urinoberfläche; Calcium-Carbonate

Kochprobe

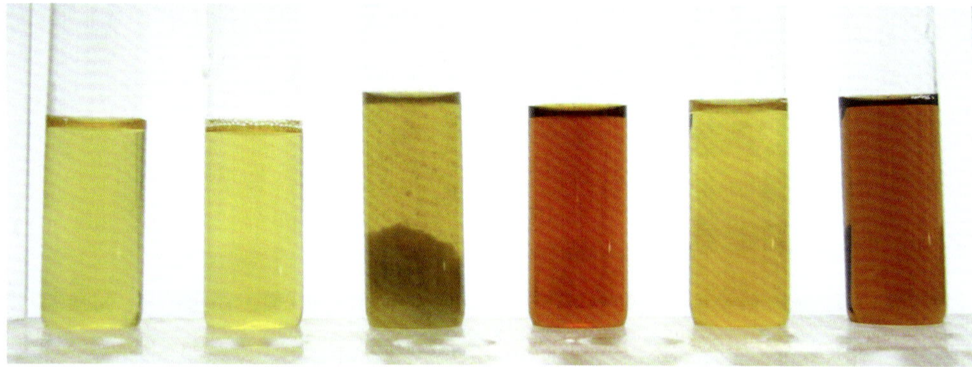

Reagenzglas 1: Kontrolle

Reagenzglas 2: ohne Befund

Reagenzglas 3: Braune Grundfarbe, bei grau-brauner Verfärbung des Bodensatzes; toxische Belastung im Darm; Störung des Darmmilieus, mit Gärung, Fäulnis

Reagenzglas 4: ohne Befund

Reagenzglas 5: ohne Befund

Reagenzglas 6: ohne Befund

Verknüpfung der Anamnese mit den Befunden aus der Urin-Funktionsdiagnostik

Die Anamnese gibt in Verbindung mit der Augendiagnose den Hinweis auf vorhandene Gallenwegsdyskinesien. Die Ovarialzyste ist als Störung des hypophysär-hypothalamischen Regelkreises zu werten. Beides zeigt sich nicht in der Urin-Funktionsdiagnostik. Die Folge der Gallenwegsdyskinesien ist eine erhebliche Toxinbelastung im Darm (Reagenzglas 3), die zu den chronischen Durchfällen mit Pufferverlust (Reagenzglas 6) führt.

Therapievorschläge mit Dosierung und Erläuterung

Unser Rezeptvorschlag:

Cholesterinum N Synergon 102 Kattwiga

Entkrampft die Gallen- und Pankreaswege.

Dosierung: 3-mal täglich 15 Tropfen vor dem Essen in etwas Wasser.

Gastrikatt Kattwiga

Bei nervösen Bauchbeschwerden. Reguliert das Bauchhirn.

Dosierung: 3-mal täglich 5–10 Globuli vor dem Essen im Mund zergehen lassen.

Biochemie Bombastus Nr. 4 Kalium chloratum D6

Hält die Galle in Lösung.

Dosierung: 3-mal täglich 2–3 Tabletten vor dem Essen im Mund zergehen lassen.

Weitere Möglichkeiten:

Biochemie Bombastus Nr. 10 Natrium sulfuricum D6

Cholagoge Wirkung.

Dosierung: 3-mal täglich 2–4 Tabletten im Mund zergehen lassen. und/oder

Cerium oxalicum Synergon 16 Kattwiga

Reguliert das Darmmilieu; fördert die Ausscheidung der Toxine über den Darm. Reguliert die Zottenpumpe.

Dosierung: 3-mal täglich 1–2 Tabletten vor dem Essen im Mund zergehen lassen.

und/oder

Biochemie Bombastus Nr. 7 Magnesium phosphoricum D3

Entkrampfende Wirkung auf die Gallenwege und den Sphincter oddi.

Dosierung: Abends 10 Tabletten in 1 Glas warmen Wasser gelöst, schluckweise trinken.

und/oder

»Vier-Winde-Tee«

Rp: Fruct. Carvi

Fruct. Foeniculi

Fruct. Anisi

Fruct. Coriandri aa ad 100.0

M. f. species

D.S. 1 Teelöffel/1 Tasse, Aufguss, 10 Minuten zugedeckt ziehen lassen, 3 Tassen über den Tag verteilt trinken.

Schleimhautregulierend und kräftigend für den Magen und Darm.

und/oder

Leberwickel

Ein feucht-warmes Baumwolltuch (z. B. Geschirrhandtuch) wird auf dem rechten Oberbauch plaziert, mit einer Wärmflasche darauf vervollständigt und mit einer Wolldecke großflächig abgedeckt. Der Wickel bleibt bis zu einer Stunde auf dem ruhig liegenden Körper. Das Ganze kann mit einem vorher aufgetragenen Lavendelöl, Schafgarbenöl oder Melissenöl verstärkt werden und wirkt entgiftend, entspannend und schlaffördernd.

Patient 6: Weiblich, 70 Jahre

Anamnese

- Diabetes mellitus Typ II seit 15 Jahren; Insulin-Injektionen
- häufig Infekte im Nasen-Rachen-Raum ohne Fieber
- Blutlabor: Glukose 182, HbA1c 7,2
- Augendiagnose: carbo-nitrogenoide Konstitution

Urin-Funktionsdiagnostik

Spezifisches Gewicht:	1.015
	Der im Urin ausgeschiedene Zucker lässt das spezifische Gewicht höher erscheinen (osmotische Diurese), als er in Wirklichkeit ist
Urin-Teststreifen:	Glukose-positiv
pH-Wert:	6
	leicht saurer Urin

Kaltprobe: unauffällig

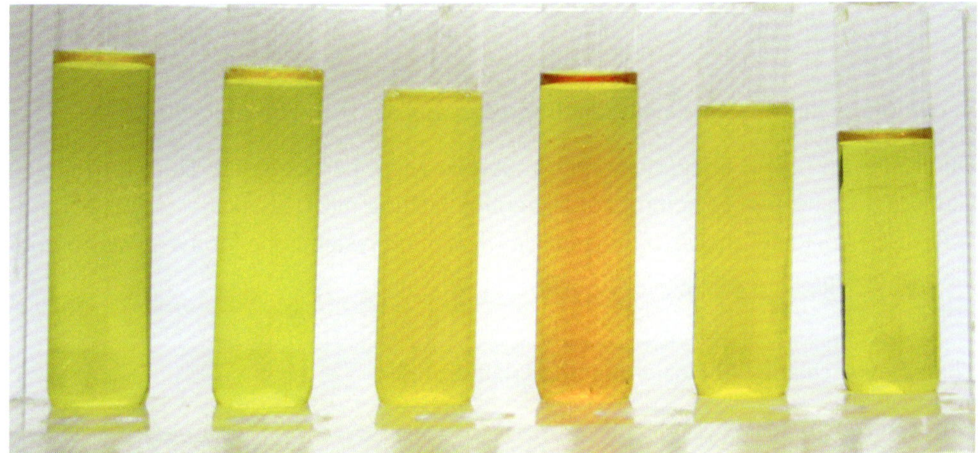

Kochprobe

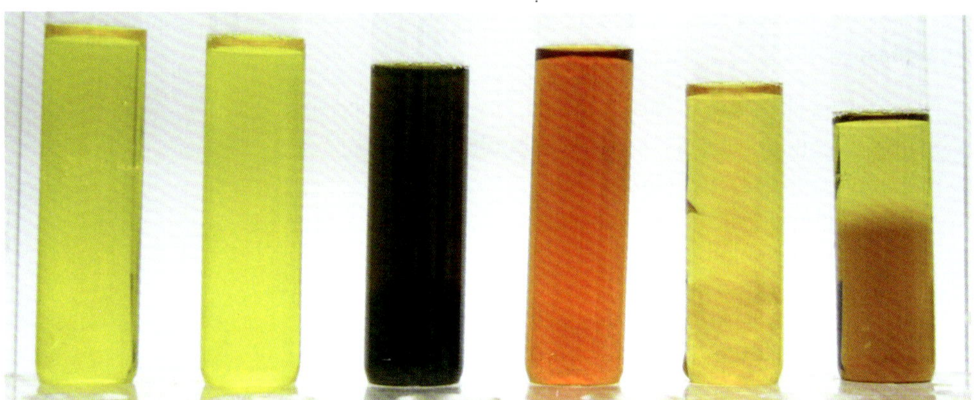

Reagenzglas 1: Kontrolle

Reagenzglas 2: ohne Befund

Reagenzglas 3: homogen schwarz durch Glukose bei Diabetes mellitus

Reagenzglas 4: ohne Befund

Reagenzglas 5: ohne Befund

Reagenzglas 6: Urinfarbe unten dunkler als oben, »Lebermüdigkeit« mit Leberüberlastung

Verknüpfung der Anamnese mit den Befunden aus der Urin-Funktionsdiagnostik

Durch den zu hohen Blutzuckergehalt muss die Niere der Patientin die überschüssige Glukose ausscheiden. Es kommt zur Nierenüberlastung mit Flüssigkeits- und Elektrolytverlust. Der Diabetes mellitus (Reagenzglas 3) ist eine systemische Stoffwechselstörung, die sich besonders in Reagenzglas 6 zeigt.

Therapievorschläge mit Dosierung und Erläuterung

Unser Rezeptvorschlag:

Myrtillus N Synergon 36 Kattwiga

Diabetes mellitus. Reguliert und verbessert Begleitsymptome, die durch den Diabetes mellitus ausgelöst werden.

Dosierung: 3-mal täglich 15 Tropfen vor dem Essen in Wasser.

Biochemie Bombastus Nr. 9 Natrium phosphoricum D6

Trias : Gicht, Fettsucht, Diabetes mellitus.

Dosierung: 3-mal täglich 2–4 Tabletten im Mund zergehen lassen.

Biochemie Bombastus Nr. 23 Natrium bicarbonicum D6

Trias : Fettsucht, Diabetes mellitus, verlangsamter Stoffwechsel.

Dosierung: 3-mal täglich 2–3 Tabletten im Mund zergehen lassen.

Zinkum phosphoricum D4

Steigert die Insulinproduktion im Alter.

Dosierung: 3-mal täglich 1–2 Tabletten im Mund zergehen lassen.

Weitere Möglichkeiten:

Syzygium jambolanum D2

Adjuvans bei Diabetes mellitus.

Dosierung: 3-mal täglich 1–2 Tabletten im Mund zergehen lassen. und/oder

Lymphtee

Rp: Hb. Callunae vulgaris

Fol. Salviae

Hb. Alchemillae aa ad 120,0

M. f. species

D.S. 2 Teelöffel auf 1 Tasse, Infus, 10 Minuten zugedeckt ziehen lassen, morgens und abends 1 Tasse vor dem Essen trinken.

Begleittherapie bei Diabetes mellitus.

Weitere Möglichkeiten zur Diabetes-Vorsorge

Gefäßschutz, Intimapflege

Spiraphan Kattwiga

Reguliert die Durchblutung venös und arteriell. Gefäßschutz.

Dosierung: 3-mal täglich 15–20 Tropfen vor dem Essen in etwas Wasser.

Lithium carbonicum N Synergon 104 Kattwiga

Säureregulation und Ausscheidung. Harnsaure Diathese.

Dosierung: 3-mal täglich 1–2 Tabletten vor dem Essen im Mund zergehen lassen.

Hautjucken

Dolichos N Synergon 12 Kattwiga

Übersäuerung, Reizung der Hautnerven.

Dosierung: 3–5-mal täglich 15 Tropfen vor dem Essen in Wasser

Nierenschutz

Asparagus N Synergon 58 Kattwiga

Stützt das Nieren-Parenchym.

Dosierung: 3-mal täglich 1–2 Tabletten vor dem Essen im Mund zergehen lassen.

Nierentee

Rp: Hb. Equiseti 60.0

Rad. Ononidis 20.0

Fol. Betulae 20.0

M. f. species

D.S. 4 Teelöffel auf 2 Tassen kombiniertes Verfahren, morgens ungesüßt trinken.

Polyneuropathia diabetica

Rhododendron Synergon 89 Kattwiga

Herabregelung der Irritabilität; senkt die Schmerzempfindung.

Dosierung: 3-mal täglich 15 Tropfen vor dem Essen in etwas Wasser.

Biochemie Bombastus Nr. 5 Kalium phosphoricum D6

Folgen geschädigter Nervensubstanz.

Dosierung: 3–5-mal täglich 3–5 Tabletten vor dem Essen im Mund zergehen lassen.

Patient 7: Weiblich, 49 Jahre

Anamnese

- Refluxoesophagitis seit ½ Jahr, Meteorismus
- Unreine Haut mit Akne
- Heuschnupfen
- Gallensteine, Nierensteine
- Operationen: Tonsillektomie im 7. Lebensjahr, Rachendachmandelentfernung im 30. Lebensjahr
- Augendiagnose: lymphatisch-hypoplastische Konstitution

Urin-Funktionsdiagnostik

Spezifisches Gewicht:	1.025
	der hohe Wert deutet auf eine gute Konzentrationsfähigkeit der Nieren hin
Urin-Teststreifen:	Leukozyten leicht vermehrt
	deutet auf entzündliche Schleimhäute hin
pH-Wert:	5
	saurer Urin; bedeutet immer, dass eine Entgiftung über die Leber stattgefunden hat und die Nieren die Säuren ausgeschieden haben

Kaltprobe

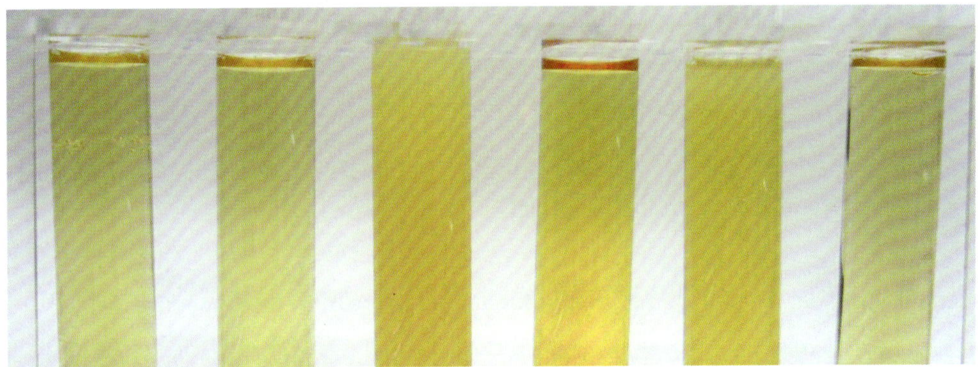

Reagenzglas 1: Kontrolle

Reagenzglas 2: ohne Befund

Reagenzglas 3: Milchiger Schleier; Zeichen einer Fettintoleranz und Lymphbelastung

Reagenzglas 4: ohne Befund

Reagenzglas 5: Milchiger Schleier; Zeichen einer Fettintoleranz und Lymphbelastung

Reagenzglas 6: ohne Befund

Kochprobe

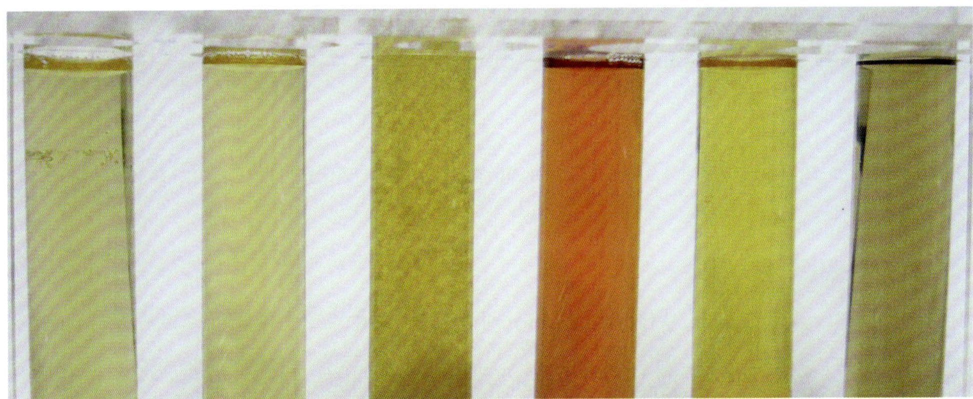

Reagenzglas 1: Kontrolle

Reagenzglas 2: ohne Befund

Reagenzglas 3: grau brauner Niederschlag mit schmutzig grauer Grundfarbe; toxische Darmbelastung, Gärungs- und Fäulnisdyspepsie

Reagenzglas 4: ohne Befund

Reagenzglas 5: ohne Befund

Reagenzglas 6: im Vergleich zum Reagenzglas 4 aufgehellt; Leberschwäche, herabgesetzter Leberstoffwechsel

Verknüpfung der Anamnese mit den Befunden aus der Urin-Funktionsdiagnostik

Der herabgesetzte Leberstoffwechsel zeigt uns eine Verminderung von Tonus und Turgor der aktiven Verdauungsdrüsen, wozu auch der Magen gehört. Ein undichter Cardiasphincter und saures Aufstoßen sind die Folge. Die mangelnde Entgiftungsfähigkeit der Leber hat eine mangelnde Ausscheidung über den Darm zur Folge. Die Haut als »unedles aber starkes« Organ wird als Ausscheidungsfeld benützt.

Therapievorschläge mit Dosierung und Erläuterung

Unser Rezeptvorschlag:

Anacardium N Synergon 162 Kattwiga

Erhöht Tonus und Turgor des Magens.

Dosierung: 3-mal täglich 15 Tropfen vor dem Essen in etwas Wasser.

Nux vomica N Synergon 51 Kattwiga

Nervöse Dyspepsie; Tonus- und Turgorverlust des Magens.

Dosierung: 3-mal täglich 15 Tropfen vor dem Essen im Mund zergehen lassen.

Weitere Möglichkeiten:

Biochemie Bombastus Nr. 9 Natrium phosphoricum D6

Puffert die Säuren; Trias: Gicht, Fettsucht, Diabetes mellitus.

Dosierung: 3-mal täglich 2–4 Tabletten im Mund zergehen lassen.

und/oder

Biochemie Bombastus Nr. 8 Natrium chloratum D6

Erhöht die Besaftung des Magens.

Dosierung: Vormittags und nachmittags je 2–4 Tabletten im Mund zergehen lassen.

und/oder

Biochemie Bombastus Nr. 3 Ferrum phosphoricum D3

Erhöht den Tonus der Muskulatur, schließt den Cardiasphincter.

Dosierung: Morgens und mittags je 2–4 Tabletten im Mund zergehen lassen.

und/oder

Magentee

Rp: Rhiz. Calami 30.0

Rad. Angelicae 30.0

Fol. Melissae 20.0

Fol. Fragariae 20.0

M. f. species

D.S. 1 Teelöffel/1 Tasse, Aufguss, 10–15 Minuten zugedeckt ziehen lassen, 3 Tassen über den Tag verteilt trinken.

Reguliert das »Bauchhirn«, bei nervösen Störungen im Bauchraum mit Magen, erhöht Tonus und Turgor des Magens.

Patient 8: Männlich, 87 Jahre

Anamnese

- Müdigkeit, Atemnot bei geringer Anstrengung
- Herzinsuffizienz
- Blasenkarzinom, lokal operiert
- Gewichtsabnahme seit 2–3 Monaten
- Glaukom
- BWS-Schmerzen seit einem Sturz vor 2 Wochen
- Augendiagnose: lymphatisch-hypoplastische Konstitution

Urin-Funktionsdiagnostik

Spezifisches Gewicht: 1.015

zeigt eine mittlere Urinkonzentration; für alte Menschen stellt es eine ausreichende, normale Konzentrationsfähigkeit der Nieren dar

Urin-Teststreifen: ohne Befund

pH-Wert: 5

saurer Urin; bedeutet immer, dass eine Entgiftung über die Leber stattgefunden hat

Kaltprobe

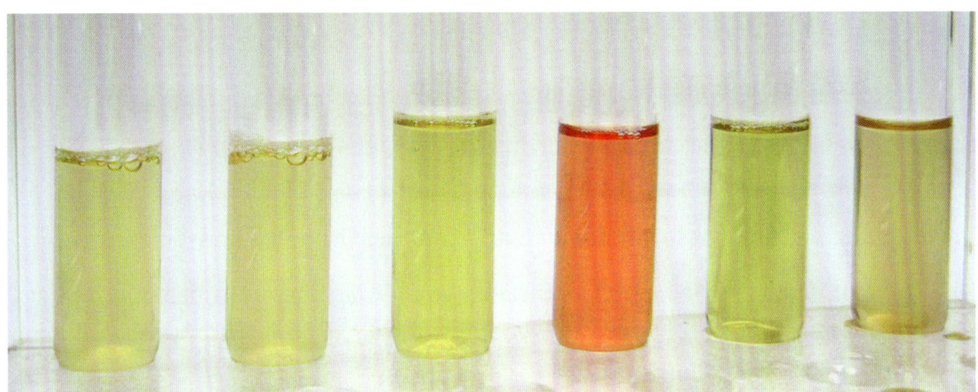

Reagenzglas 1: Kontrolle

Reagenzglas 2: ohne Befund

Reagenzglas 3: ohne Befund

Reagenzglas 4: Rosarote Verfärbung; Zeichen einer Herzstauung

Reagenzglas 5: ohne Befund

Reagenzglas 6: ohne Befund

Kochprobe

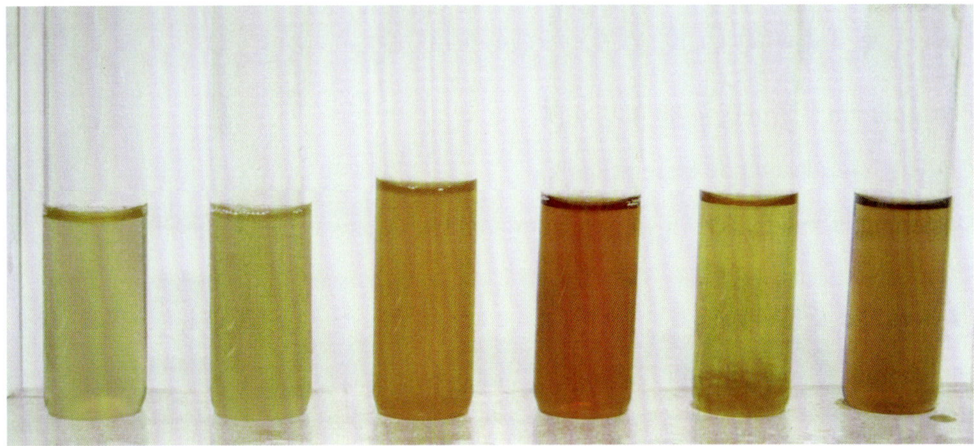

Reagenzglas 1: Kontrolle

Reagenzglas 2: leichte Trübung; durch Zugabe von Essigsäure Klärung → Calcium Salze

Reagenzglas 3: Leicht orange Trübung; Lymphbelastung

Reagenzglas 4: Kräftiger roter Farbton; Herzstau

Reagenzglas 5: Brauner Bodensatz; Störung der exkretorischen Pankreasfunktion

Reagenzglas 6: im Vergleich zum Reagenzglas 4 aufgehellt; »Lebermüdigkeit«

Verknüpfung der Anamnese mit den Befunden aus der Urin-Funktionsdiagnostik

Die Atemnot, sowie ein Teil der Gewichtsabnahme erklären sich aus dem Herzbefund. Die Lymphbelastung sollte wegen des vorangegangenen Blasenkarzinoms in die Behandlung einbezogen werden.

Therapievorschläge mit Dosierung und Erläuterung

Unser Rezeptvorschlag:

Crataegus N Synergon 1b Kattwiga

Herzschwäche, Altersherz.

Dosierung: 3-mal täglich 15–20 Tropfen vor dem Essen in Wasser.

Conium N Synergon 118 Kattwiga

Verhärtungs- und Entartungsprozesse; zur Begleitung von Krebstherapien.

Dosierung: 3-mal täglich 10–15 Tropfen vor dem Essen in etwas Wasser.

Petroselinum N Synergon 80 Kattwiga

Chronisch rezidivierende Blasenleiden.

Dosierung: 3-mal täglich 15 Tropfen vor dem Essen in etwas Wasser.

Weitere Möglichkeiten:

Helleborus N Synergon 149 Kattwiga

Herzschwäche mit Stauungserscheinungen und mangelnder Diurese.

Dosierung: 3-mal täglich 15 Tropfen vor dem Essen in etwas Wasser.

und/oder

Hydrastis N Synergon 115 Kattwiga

Chronische Lymphdrüsen- und Schleimhauterkrankungen.

Dosierung: 1–3-mal täglich 5–10 Tropfen vor dem Essen in etwas Wasser.

und/oder

Chelidonium N Synergon 55 Kattwiga

Schwäche der exkretorischen Pankreasfunktion. Reguliert das Zusammenspiel von Leber und Pankreas.

Dosierung: 3-mal täglich 1–2 Tabletten vor dem Essen im Mund zergehen lassen.

Patient 9: Männlich, 53 Jahre

Anamnese

- Spontane Durchfälle mit Bauchschmerzen nach dem Essen
- Diastolische Hypertonie
- Augendiagnose: katarrhalisch-rheumatische Konstitution

Urin-Funktionsdiagnostik

Spezifisches Gewicht:	1.015
	zeigt eine mittlere Urinkonzentration; kann auch bei guter Konzentrationsfähigkeit der Nieren auftreten, wenn am Abend vorher viel Flüssigkeit zu sich genommen wurde
Urin-Teststreifen:	ohne Befund
pH-Wert:	6
	leicht saurer Urin

Kaltprobe

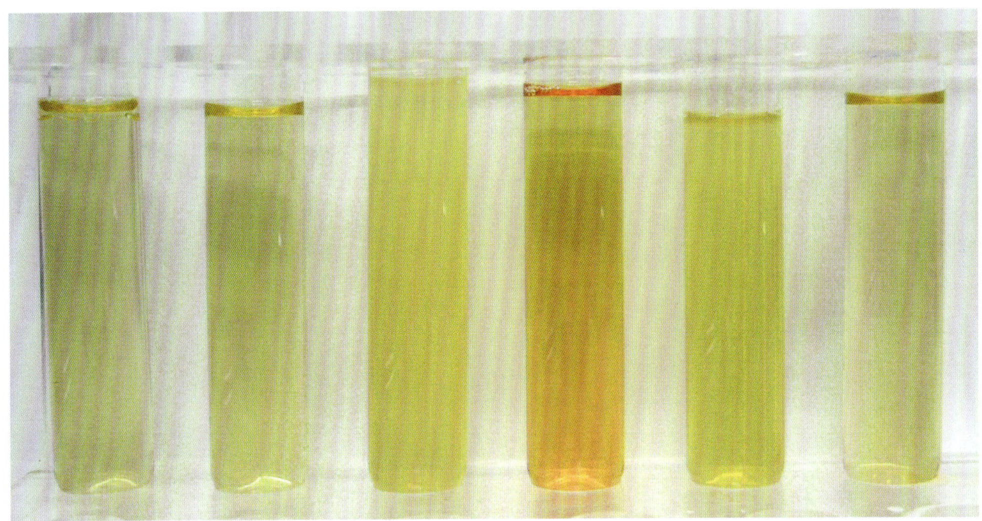

Reagenzglas 1: Kontrolle

Reagenzglas 2: ohne Befund

Reagenzglas 3: Milchiger Schleier; Zeichen einer Fettintoleranz und Lymphbelastung

Reagenzglas 4: Roter Ring; Kreislaufschwäche im Sinne der Blutdruckregulationsstörung

Reagenzglas 5: ohne Befund

Reagenzglas 6: ohne Befund

Kochprobe

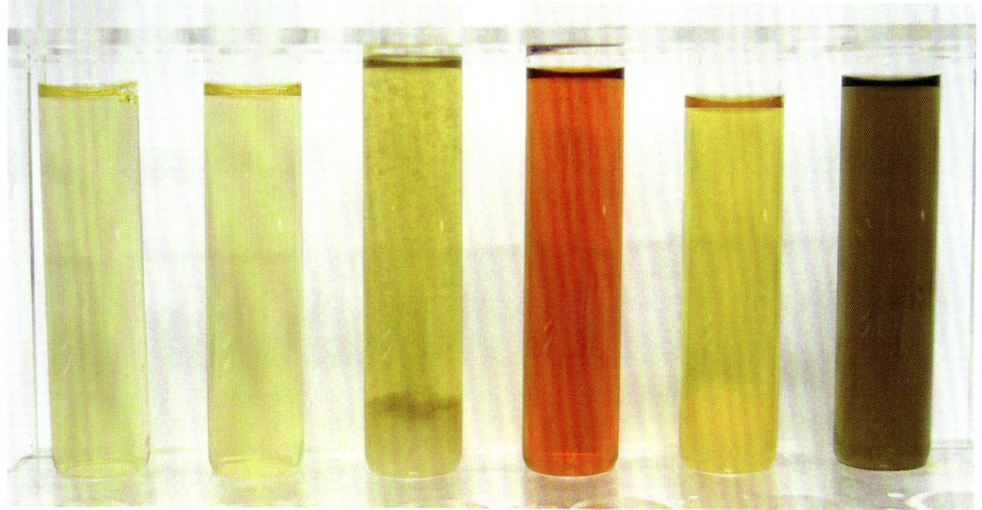

Reagenzglas 1: Kontrolle

Reagenzglas 2: ohne Befund

Reagenzglas 3: Graubraune Auflagerung auf dem weißen Bodensatz; Grundfarbe normal; Verdauungsschwäche, Störung des Darmmilieus, Gärung

Reagenzglas 4: ohne Befund

Reagenzglas 5: ohne Befund

Reagenzglas 6: Im Vergleich zu Reagenzglas 4 deutlich dunkler; toxische Belastung der Leber exogener oder endogener Natur

Verknüpfung der Anamnese mit den Befunden aus der Urin-Funktionsdiagnostik

Eine Leberüberlastung führt zu Stauungszuständen im Leber-Galle-System mit Pfortaderhochdruck. Die opulenten Mahlzeiten (zu spät und zu viel) führen zu den aufgeführten Verdauungsproblemen. Insbesondere führt die massive Eiweißüberlastung (Reagenzglas 3) zur toxischen Ammoniakbildung im Darm (Reagenzglas 6) und damit zur Leberbelastung (Reagenzglas 6). Ohne Änderung der Lebensführung kann keine medikamentöse Therapie erfolgreich sein.

Therapievorschläge mit Dosierung und Erläuterung

Unser Rezeptvorschlag:

Nux vomica N Synergon 51 Kattwiga

Arcanum vitae der Verdauungstherapie, reguliert Tonus und Turgor der Verdauungsdrüsen; scheidet überschüssige Stoffe aus.

Dosierung: 3–5-mal täglich 15 Tropfen vor dem Essen in etwas Wasser.

Taraxacum S Synergon 164 Kattwiga

Entstaut das Leber-Galle-System und den Pfortaderkreislauf.

Dosierung: 3-mal täglich 15 Tropfen vor dem Essen in etwas Wasser.

Aesculus N Synergon 13 Kattwiga

Entstaut den Bauchraum und das kleine Becken.

Dosierung: 3-mal täglich 15 Tropfen vor dem Essen in etwas Wasser.

Weitere Möglichkeiten:

»Vier-Winde-Tee«

Rp: Fruct. Carvi

Fruct. Foeniculi

Fruct. Anisi

Fruct. Coriandri aa ad 100.0

M. f. species

D.S. 1 Teelöffel/1 Tasse, Aufguss, 10 Minuten zugedeckt ziehen lassen, 3 Tassen über den Tag verteilt trinken.

Schleimhautregulierend und kräftigend für den Verdauungstrakt; entblähend

und/oder

Gelum-Tropfen Dreluso

Bindet Ammoniak im Darm; entlastet die Leber.

Dosierung: 2-mal täglich 40 Tropfen in 1 Glas Wasser zwischen den Mahlzeiten trinken.

Patient 10: Weiblich, 51 Jahre

Anamnese

- 6 kg Gewichtszunahme innerhalb von 3 Wochen ohne Veränderung der Ernährungsgewohnheiten
- Blutlabor einschließlich Schilddrüsenparameter unauffällig
- 1991 Gallenblasenoperation; Post-OP-Pankreatitis und Ikterus

Urin-Funktionsdiagnostik

Spezifisches Gewicht:	1.020
	der hohe Wert deutet auf eine gute Konzentrationsfähigkeit der Nieren hin
Urin-Teststreifen:	Keton-positiv
	z. B. durch Pankreasfunktionsstörungen
pH-Wert:	5
	saurer Urin; bedeutet immer, dass eine Entgiftung über die Leber stattgefunden hat

Kaltprobe

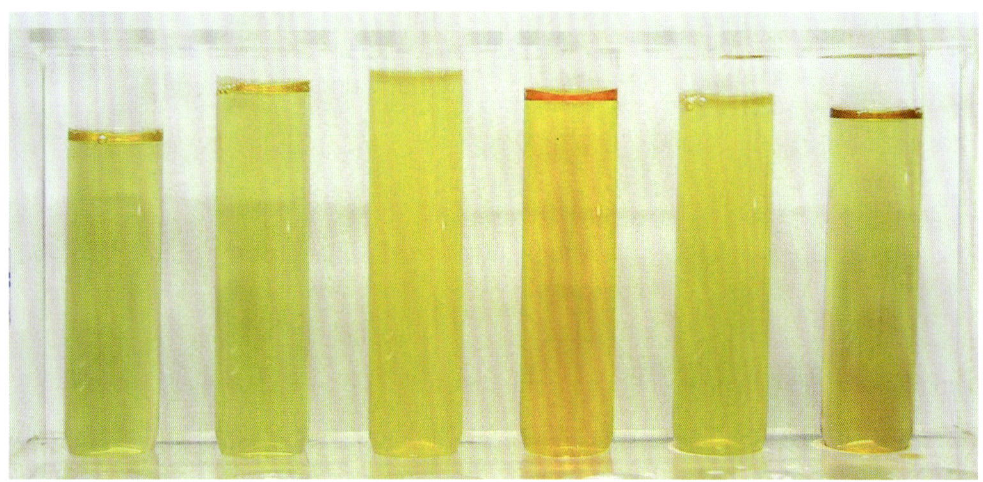

Reagenzglas 1: Kontrolle

Reagenzglas 2: ohne Befund

Reagenzglas 3: Milchiger Schleier; Zeichen einer Fettintoleranz

Reagenzglas 4: ohne Befund

Reagenzglas 5: ohne Befund

Reagenzglas 6: ohne Befund

Kochprobe

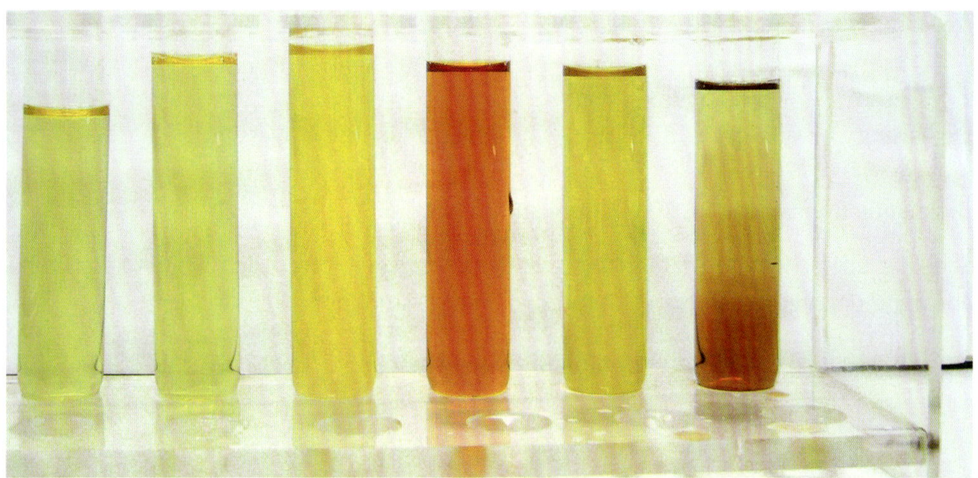

Reagenzglas 1: Kontrolle

Reagenzglas 2: ohne Befund

Reagenzglas 3: Milchige Trübung; Schleimhautreizung und Darmkatarrh

Reagenzglas 4: ohne Befund

Reagenzglas 5: ohne Befund

Reagenzglas 6: 3 stufige Farbausbildung, herabgesetzter Leberstoffwechsel mit ausgeprägter Leberüberlastung

Verknüpfung der Anamnese mit den Befunden aus der Urin-Funktionsdiagnostik

Die rasche Gewichtszunahme entstand durch den überlasteten Leberstoffwechsel. Die mangelnde Leberentgiftung bewirkt eine Reizung der Darmschleimhaut. Hieraus ergeben sich ein veränderter Anabolismus und Katabolismus.

Therapievorschläge mit Dosierung und Erläuterung

Unser Rezeptvorschlag:

Nux vomica N Synergon 51 Kattwiga

Arcanum vitae der Verdauungstherapie; reguliert Tonus und Turgor der Verdauungsdrüsen.

Dosierung: 3–5-mal täglich 15 Tropfen vor dem Essen in etwas Wasser.

Aesculus N Synergon 13 Kattwiga

Entstaut den Bauchraum und das kleine Becken.

Dosierung: 3-mal täglich 15 Tropfen vor dem Essen in etwas Wasser.

Biochemie Bombastus Nr. 10 Natrium sulfuricum D6

Scheidet überschüssige Metaboliten aus; wirkt entstauend auf das Lebersystem; wirkt cholagog und verbessert die exkretorische Pankreasfunktion.

Dosierung: 3-mal täglich 3–4 Tabletten vor dem Essen im Mund zergehen lassen.

Weitere Möglichkeiten:

Lebertee nach Joachim Broy

Hb. Hepaticae 20.0

Cort. Berberidis

Radicis Flor. Chamomillae

Cort. Frangulae

Fol. Menthae crisp.

Fol. Menthae pip.

Fol. Salviae

Rad. c. Hb. Taraxaci

Rad. Valerianae aa ad 100.0

M. f. species

D.S. 1 Teelöffel/1 Tasse, Aufguss, 10 Minuten zugedeckt ziehen lassen, 3 Tassen über den Tag verteilt trinken.

Reguliert das Leber-Galle-System; entstaut, entgiftet und wirkt kräftigend.

Patient 11: Weiblich, 59 Jahre

Anamnese

- Heiserkeit seit 4 Monaten
- Computertomographie ohne Befund
- Blutlabor: Gamma-GT 133, GPT 313, GOT 370, Gesamtbilirubin 1,9 mg/dl, Serologie auf Epstein-Barr-Virus, IgM- und IgG-positiv
- Zustand nach Hepatitis-B-Infektion durch Bluttransfusion 1978

Urin-Funktionsdiagnostik

Spezifisches Gewicht: 1.015

zeigt eine mittlere Urinkonzentration; kann auch bei guter Konzentrationsfähigkeit der Nieren auftreten, wenn am Abend vorher viel Flüssigkeit zu sich genommen wurde

Urin-Teststreifen: Urobilinogen-positiv

Durch leicht vermehrten Anfall des direkten Bilirubins (s. oben die erhöhten Leberwerte im Blutlabor) fällt auch mehr Urobilinogen an.

pH-Wert: 6

leicht saurer Urin

Kaltprobe

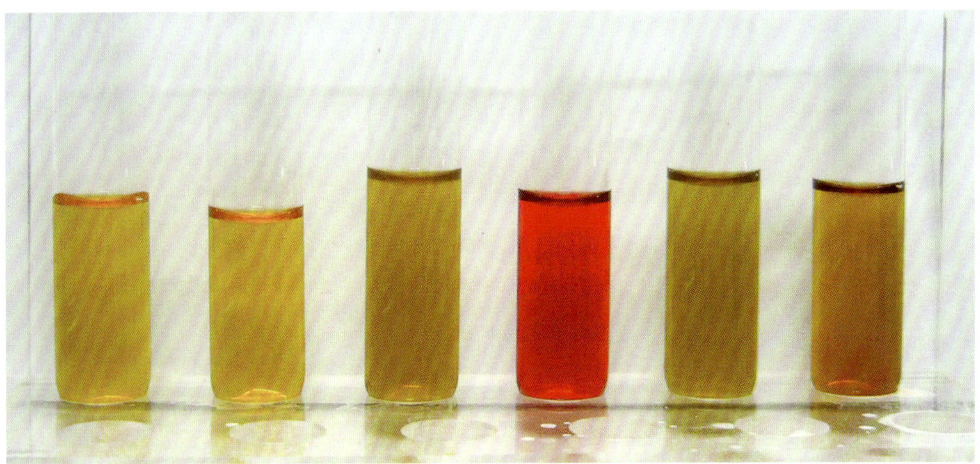

Reagenzglas 1: Kontrolle

Reagenzglas 2: ohne Befund

Reagenzglas 3: Milchige, bräunliche Verfärbung; Zeichen einer Fettintoleranz und Lymphbelastung

Reagenzglas 4: Intensives leuchtendes Rot; Urobilinogen vermehrt, Pfortaderstau/ Rechtsherzbelastung

Reagenzglas 5: Milchige, bräunliche Verfärbung; Zeichen einer Fettintoleranz und Lymphbelastung

Reagenzglas 6: ohne Befund

Kochprobe

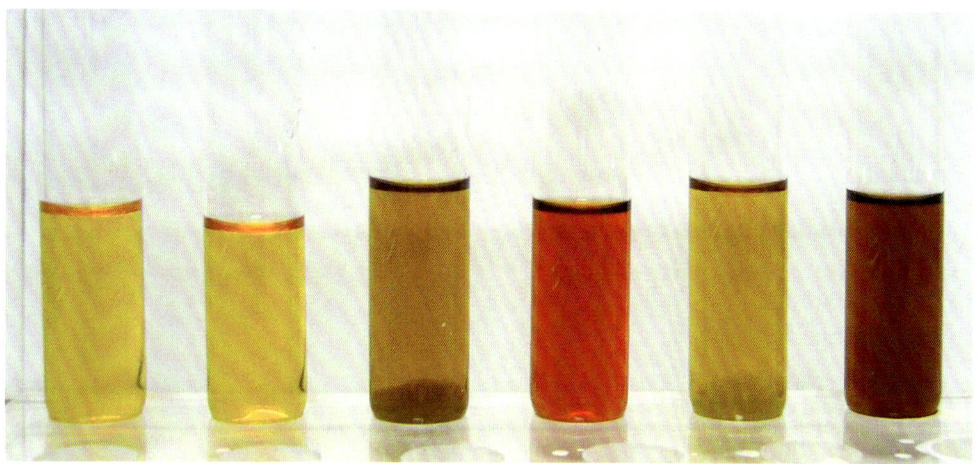

Reagenzglas 1: Kontrolle

Reagenzglas 2: ohne Befund

Reagenzglas 3: Braune Verfärbung des Überstandes und brauner Bodensatz; toxische Darm- und Lymphbelastung

Reagenzglas 4: Intensives leuchtendes Rot; Urobilinogen vermehrt, Pfortaderstau/ Rechtsherzbelastung

Reagenzglas 5: leicht gräulicher Bodensatz; Schwäche der exkretorischen Pankreasfunktion

Reagenzglas 6: Im Vergleich zu Reagenzglas 4 deutlich dunkler; toxische Belastung der Leber exogener oder endogener Natur

Verknüpfung der Anamnese mit den Befunden aus der Urin-Funktionsdiagnostik

Das durch die lange zurückliegende Hepatitis-B-Infektion deutlich geschwächte Leber-Milz-System wird durch die aktive Epstein-Barr-Virus-Infektion massiv toxisch belastet und gestaut. Rückstauungen über die venösen Umgehungskreisläufe führen zu den Heiserkeitssymptomen. Entsprechende Erkältungssymptome und Schwächezustände sind vorhanden.

Therapievorschläge mit Dosierung und Erläuterung

Unser Rezeptvorschlag:

Ceanothus Synergon 57 Kattwiga

Reguliert Leber-Milz und Pankreasfunktion. Entstaut und Entgiftet.

Dosierung: 3-mal täglich 15 Tropfen vor dem Essen in etwas Wasser.

Okoubaka D2

Reinigt und beruhigt den Darm. Ausleitungsmittel.

Dosierung: 3-mal täglich 10 Globuli vor dem Essen in etwas Wasser.

Aesculus N Synergon 13 Kattwiga

Entstaut den Bauchraum und das kleine Becken.

Dosierung: 3-mal täglich 15 Tropfen vor dem Essen in etwas Wasser.

Taraxacum S Synergon 164 Kattwiga

Entspannt, entstaut und reguliert das Leber-Galle-System; dichtet die Leberzelle ab.

Dosierung: 3-mal täglich 15 Tropfen vor dem Essen in etwas Wasser.

Weitere Möglichkeiten:

Chininum arsenicosum N Synergon 25 Kattwiga

Erhöht die Blutkraft.

Dosierung: 3-mal täglich 1–2 Tabletten vor dem Essen im Mund zergehen lassen.

Aconitum Synergon 151

1. und 2. Entzündungsstadium; Hauptmittel bei rezidivierenden fieberhaften Erkrankungen.

Dosierung: 3–5-mal täglich 15 Tropfen dem Essen in etwas Wasser.

Teucrium scorodonia Ø Synergon 15

Reguliert die Milz- und Blutfunktion; tiefgreifendes Stoffwechselmittel.

Dosierung: 3-mal täglich 15 Tropfen vor dem Essen in etwas Wasser.

Patient 12: Weiblich, 41 Jahre

Anamnese

- Allergische Diathese
- Asthma bronchiale
- Nasen-Polypen, rezidivierender Fließschnupfen
- Thromboseneigung durch Faktor V Mangel
- Nervosität
- Adipositas
- Medikamente:
  Budecort Inhalationspulver (cortisonhaltig), Nasonex Nasenspray (cortisonhaltig), Nuva Ring (Verhütung)

  Blutlabor: Triglyzeride 252 mg/dl, deutet auf eine Fehlernährung hin; CRP 6 mg/l, die leichte Erhöhung deutet auf eine systemische Entzündung hin.

Urin-Funktionsdiagnostik

Spezifisches Gewicht: 1.025

der hohe Wert deutet auf eine gute Konzentrationsfähigkeit der Nieren hin

Urin-Teststreifen: Leukozyten positiv

zeigt eine Entzündung der Schleimhäute z. B.im Urogenitaltrakt oder Verdauungssystem an

Eiweiß schwach positiv

zeigt in diesem Fall Albumine durch Nierenstau an (s. Reagenzglas 2 Kochprobe)

pH-Wert: 5

saurer Urin; bedeutet immer, dass eine Entgiftung über die Leber stattgefunden hat

Kaltprobe

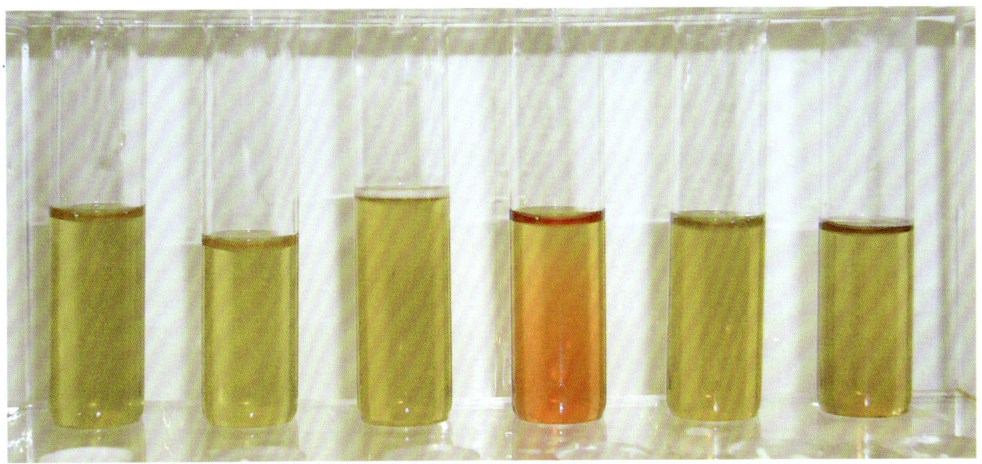

Reagenzglas 1: Kontrolle

Reagenzglas 2: ohne Befund

Reagenzglas 3: Auf der Oberfläche zeigt sich ein dicker weißer Fettring; zeigt eine Störung des Fettstoffwechsels.

Reagenzglas 4: ohne Befund

Reagenzglas 5: ohne Befund

Reagenzglas 6: ohne Befund

Kochprobe

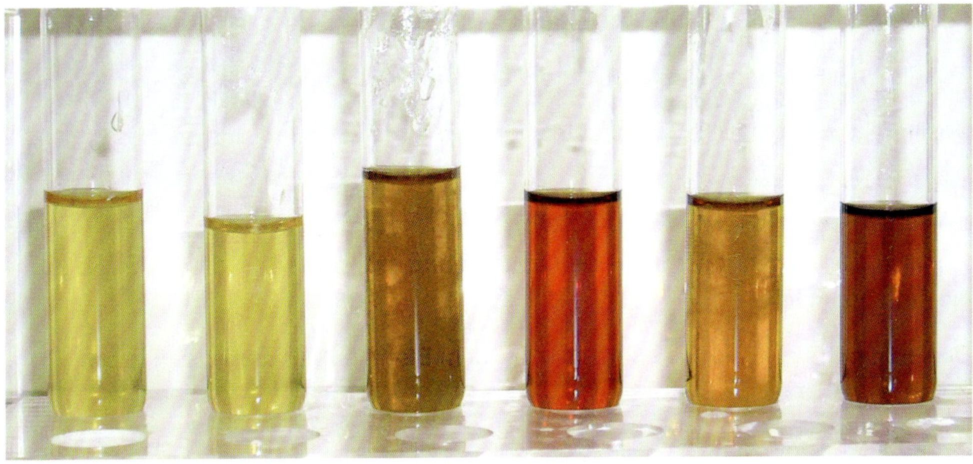

Reagenzglas 1: Kontrolle

Reagenzglas 2: ohne Befund; zeigt kein Eiweiß an, obwohl Urin Teststreifen positiv ist, daher nur Albuminanwesenheit.

Reagenzglas 3: grau schwimmende Ausflockung mit oranger Verfärbung des Überstandes; toxische Darmbelastung mit Lymphbelastung.

Reagenzglas 4: ohne Befund

Reagenzglas 5: leicht graue schwimmende Ausflockung; exokrine Pankreasenzymschwäche mit Reizung.

Reagenzglas 6: zeigt eine gute Leberfunktion.

Verknüpfung der Anamnese mit den Befunden aus der Urin-Funktionsdiagnostik

Die lange bestehenden allergischen Reaktionen in Verbindung mit der falschen Ernährung zeigen eine systemische Übersäuerung durch chronische Entzündungen an. Dies wird auch in der gereizten Darmschleimhaut mit Gärung und Fäulnisbildung und der Pankreasbelastung sichtbar.

Therapievorschläge mit Dosierung und Erläuterung

Allgemeines:
Umstellung der Ernährung auf 3 Mahlzeiten pro Tag mit mindestens 5 Stunden Abstand zwischen den Mahlzeiten und Einschränkung der Fette und Kohlenhydrate.

Unser Rezeptvorschlag:

Chelidonium N Synergon 55 Kattwiga

Reguliert die Funktion der aktiven Verdauungsdrüsen, besonders des Pankreas.

Dosierung: 3-mal täglich 1–2 Tabletten vor dem Essen im Mund zergehen lassen.

Cerium oxalicum Synergon 16 Kattwiga

Reguliert das Darmmilieu; fördert die Ausscheidung der Toxine über den Darm. Reguliert die Zottenpumpe.

Dosierung: 3-mal täglich 1–2 Tabletten vor dem Essen im Mund zergehen lassen.

Colocynthis N Synergon 52c Kattwiga

Katarrhe der Darmschleimhaut mit Durchfallneigung; reguliert die exokrine Pankreasfunktion.

Dosierung: 3–5-mal täglich 15 Tropfen in etwas Wasser.

Biochemie Bombastus Nr. 10 Natrium sulfuricum D6

Reinigt den Darm von toxischen Substanzen; fördert den Stuhlgang

Dosierung: 3-mal täglich 2–3 Tabletten im Mund zergehen lassen.

Weitere Möglichkeiten:

Lithium carbonicum N Synergon 104 Kattwiga

Gegen gichtig rheumatische Leiden.

Dosierung: 3-mal täglich 1–2 Tabletten im Mund zergehen lassen. und/oder

Rp.: Lign. Guajaci 30.0

Bacc. Juniperi 30.0

Hb. Equiseti 20.0

Fol. Betulae 20.0

M. f. species

D.S. 4 Teelöffel auf 2 Glas Wasser, kombiniertes Verfahren, tagsüber ungesüßt und schluckweise trinken.

Gegen gichtig rheumatische Leiden; scheidet vermehrt Säuren über die Nieren aus (kurmäßig nicht länger als 4 Wochen geben).

Patient 13: Weiblich, 39 Jahre

Anamnese

- Iritis während der Schwangerschaft mit Glaskörpertrübung
- Vermehrtes Süßigkeitsverlangen
- Ovarialzysten rezidivierend
- Meteorismus

Urin-Funktionsdiagnostik

Spezifisches Gewicht:	1.020
	der hohe Wert deutet auf eine gute Konzentrationsfähigkeit der Nieren hin
Urin-Teststreifen:	Leukozyten schwach positiv
	zeigt eine Entzündung der Schleimhäute, z. B. im Urogenitaltrakt oder Verdauungssystem an
pH-Wert:	5
	saurer Urin; bedeutet immer, dass eine Entgiftung über die Leber stattgefunden hat

Kaltprobe: unauffällig

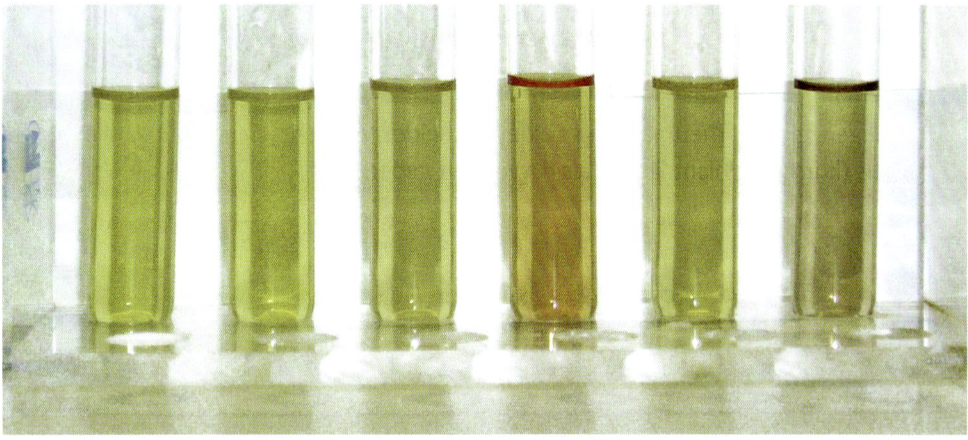

Kochprobe

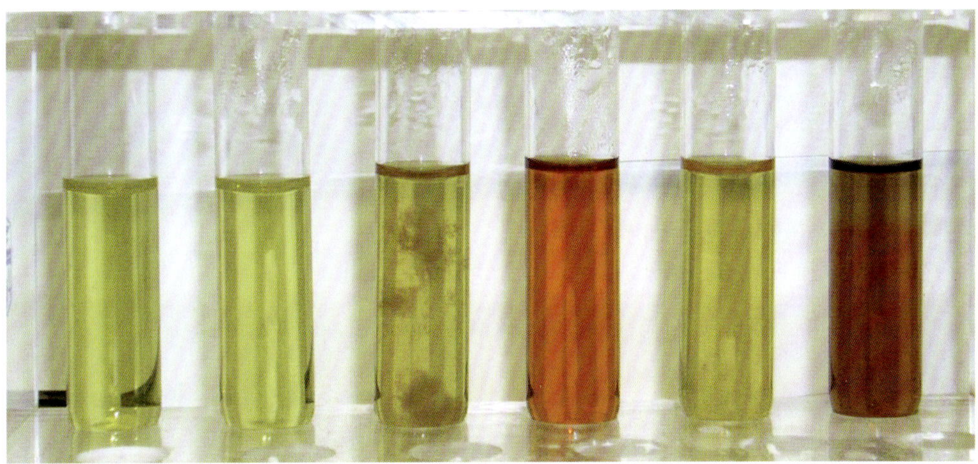

Reagenzglas 1: Kontrolle

Reagenzglas 2: ohne Befund

Reagenzglas 3: leichte grau schwimmende Ausflockung; leichte toxische Darmbelastung, vermutlich durch zu späte und fehlerhafte Ernährung abends.

Reagenzglas 4: ohne Befund

Reagenzglas 5: ohne Befund

Reagenzglas 6: Urinfarbe unten dunkler als oben; zeigt eine Leberbelastung bei einer guten Lebergrundfunktion (Farbvergleich Reagenzglas 4 und 6 sind ausgeglichen und passen zum spezifischen Gewicht von 1020)

Verknüpfung der Anamnese mit den Befunden aus der Urin-Funktionsdiagnostik

Die falsche Ernährung zeigt sich in dem leicht toxisch belasteten Darmröhrchen, die bei dieser Patientin zu einer chronischen Leberbelastung geführt hat. Dies könnte ein Auslöser für eine immunologische Dysregulation sein, die sich in einer Iritis ausdrückt, die ein Autoimmungeschehen auf rheumatischer Grundlage darstellt.

Therapievorschläge mit Dosierung und Erläuterung

Allgemeines:
Umstellung der Ernährung mit Süßigkeitsverzicht.

Unser Rezeptvorschlag:

Teucrium scorodonia Ø Synergon 15 Kattwiga

Tiefgreifendes Stoffwechselmittel. »Der Darm als ‚Mutter' des Immunsystems«. Reguliert die Milzfunktion; Basismittel bei Autoimmungeschehen.

Dosierung: 3-mal täglich 15 Tropfen vor dem Essen in etwas Wasser.

und/oder

Platinum Synergon 14 Kattwiga

Reguliert den hypophysär-hypothalamischen Regelkreis. Durch Verbesserung des nervös-hormonellen Zustandes, Verminderung des Süßigkeitsverlangens.

Dosierung: 3-mal täglich 15 Tropfen vor dem Essen in etwas Wasser.

und/oder

Arsenum jodatum N Synergon 48 Kattwiga

Resorptionsmittel bei Zysten jeglicher Art.

Dosierung: 3-mal täglich 15 Tropfen vor dem Essen in etwas Wasser.

und/oder

Mercurius corrosivus N Synergon 43a Kattwiga

Rheumatische Beschwerdebilder. Herdgeschehen.

Dosierung: 3-mal täglich 15 Tropfen vor dem Essen in etwas Wasser.

Weitere Möglichkeiten:

Regacan Tabletten Syxyl

Reguliert das Immunsystem; Balance zwischen zellulärer und humoraler Abwehr.

Dosierung: Abends 3 Tabletten

und/oder

Mucokehl D5 Augentropfen Sanum

Klärende, entzündungshemmende Wirkung auf die Augen.

Dosierung: Morgens und abends je einen Tropfen in den Augenwinkel

Patient 14: Weiblich, 51 Jahre

Anamnese

- Rezidivierende Harnwegsinfektion
- Leichte Eisenmangelanämie
- Nervöse Erregungszustände

Urin-Funktionsdiagnostik

Spezifisches Gewicht:	1.010
	der niedrige Wert deutet (bei wiederholtem Auftreten) auf eine mangelnde Konzentrationsfähigkeit der Nieren hin
Urin-Teststreifen:	ohne Befund
pH-Wert:	7
	als basisch zu bewertender Urin; die Patientin scheidet Säuren nicht ausreichend aus.
	Patientin hatte zu diesem Zeitpunkt keine Bakterien (Nitrit negativ) im Urin, die genauso zu einem alkalischen Urin führen könnten.

Kaltprobe: unauffällig

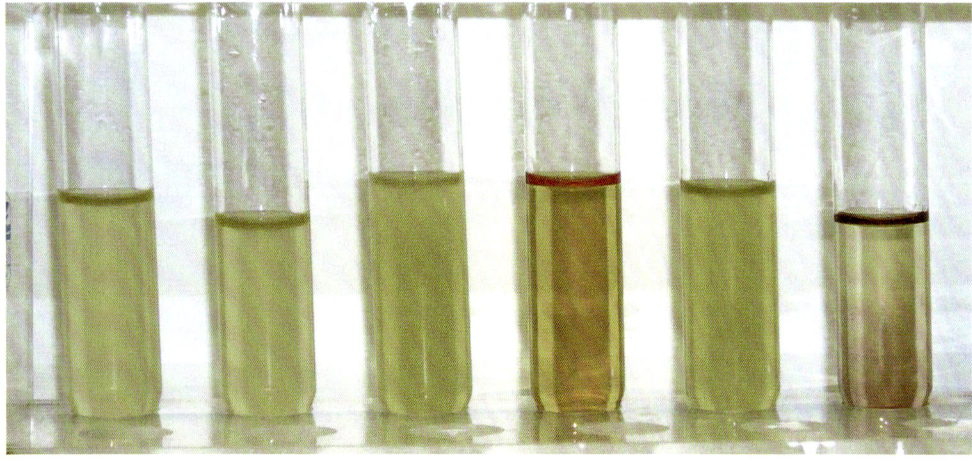

Kochprobe

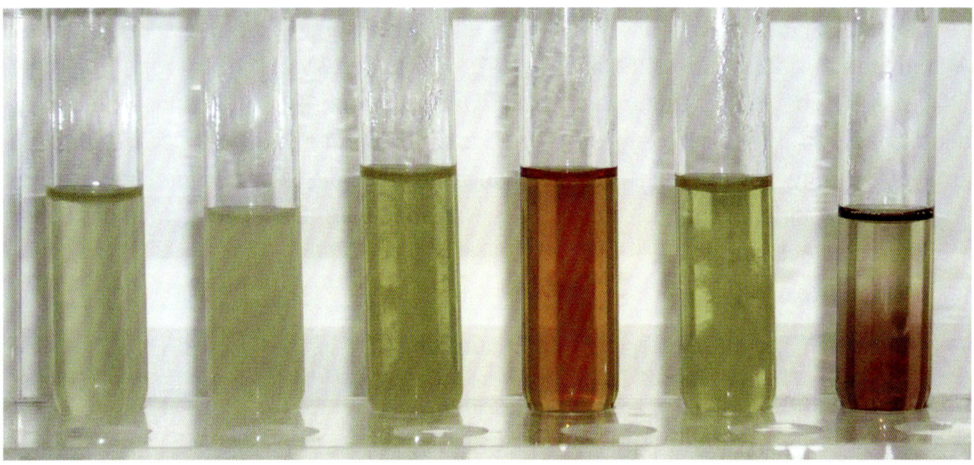

Reagenzglas 1: Kontrolle

Reagenzglas 2: milchige Trübung (Ursache ist zu prüfen durch Essig- oder Salzsäure, s. u.)

Reagenzglas 3: ohne Befund

Reagenzglas 4: ohne Befund

Reagenzglas 5: ohne Befund

Reagenzglas 6: Urinfarbe unten dunkler als oben; zeigt eine Leberbelastung an

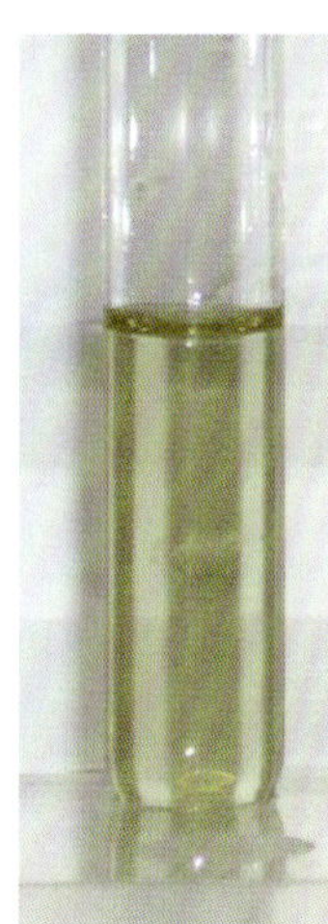

Reagenzglas 2 – nach Zugabe von Essigsäure

Trübung hat sich durch die Zugabe von Essigsäure gelöst. Beweis für den Ausfall von Phosphaten.

Verknüpfung der Anamnese mit den Befunden aus der Urin-Funktionsdiagnostik

Bei der Phosphatausfällung handelt es sich um Erdphosphate, die nur bei psychischen Affektionen ausfallen (Stress, Schlaflosigkeit). Die andere Möglichkeit von Tripelphosphaten ist nur bei Bakterienanwesenheit im Urin zu finden. Diese Phosphaturie der Patientin passt zu ihrem nervösen Beschwerdebild. Außerdem beweist sie uns, dass die anfallende Säure des intermediären Stoffwechsels über die Leberzeit die Anwesenheit von Stresshormonen nicht ausreichend ausgeschieden wird. Daher zeigt auch das Leberröhrchen eine Belastung.

Therapievorschläge mit Dosierung und Erläuterung

Unser Rezeptvorschlag:

Avena sativa Synergon 168 Kattwiga

Reguliert übermäßig nervöse Zustände.

Dosierung: 3-mal täglich 15 Tropfen vor dem Essen in etwas Wasser.

und/oder

Platinum Synergon 14 Kattwiga

Verbessert nervöse Verstimmungszustände, indem es den hypophysär hypothalamischen Regelkreis reguliert.

Dosierung: 3-mal täglich 15 Tropfen vor dem Essen in Wasser.

und/oder

Juniperus N Synergon 165 Kattwiga

Verbessert die Säureausscheidung über die Nieren; gegen rezidivierende Harnwegsinfektionen, ausgelöst durch Säuren.

Dosierung: 3-mal täglich 15 Tropfen vor dem Essen in etwas Wasser.

und/oder

Chininum arsenicosum N Synergon 25 Kattwiga

Asthenische Zustände, Anämie.

Dosierung: 3-mal täglich 1–2 Tabletten vor dem Essen im Mund zergehen lassen.

und/oder

Rp.: Fol. Melissae 50,0

Strob. Lupuli 30,0

Hb. Equiseti 20,0

M. f. species

D.S. 1 Teelöffel auf 1 Tasse, Aufguss, 10 Minuten zugedeckt ziehen lassen; morgens und mittags 1–2 Tassen.

Zur Regulation der Nervenfunktion und Stabilisierung der Blase.

Patient 15: Männlich, 60 Jahre

Anamnese

- Juckende Hautrötung an den Unterarmen und Unterschenkeln
- Neigung zur Nervosität mit leichten Schlafstörungen

Urin-Funktionsdiagnostik

Spezifisches Gewicht:	1.015
	zeigt eine mittlere Urinkonzentration
Urin-Teststreifen:	ohne Befund
pH-Wert:	6
	leicht saurer Urin

Kaltprobe

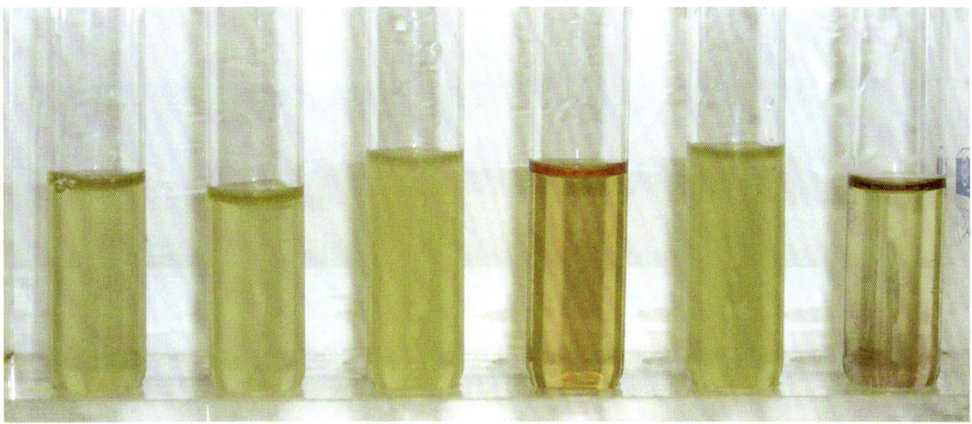

Reagenzglas 1:	Kontrolle
Reagenzglas 2:	ohne Befund
Reagenzglas 3:	milchige Trübung, als Zeichen einer Fettstoffwechselstörung exogener oder endogener Natur.
Reagenzglas 4:	ohne Befund
Reagenzglas 5:	ohne Befund
Reagenzglas 6:	ohne Befund

Kochprobe

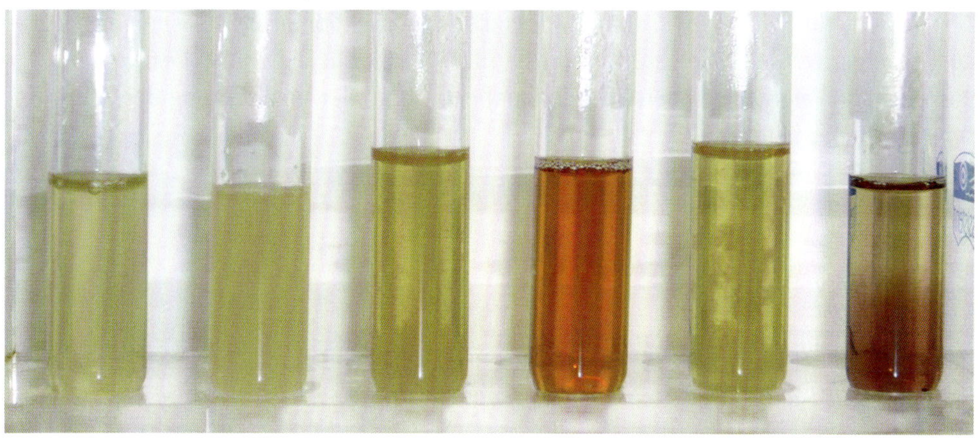

Reagenzglas 1: Kontrolle

Reagenzglas 2: milchige Trübung (Ursache ist zu prüfen durch Essig- oder Salzsäure, s. u.)

Reagenzglas 3: ohne Befund

Reagenzglas 4: ohne Befund

Reagenzglas 5: ohne Befund

Reagenzglas 6: Urinfarbe unten dunkler als oben; im Vergleich zum Reagenzglas 4 ist die Grundfarbe auch zu hell. Dies zeigt eine Leberbelastung mit Leberschwäche.

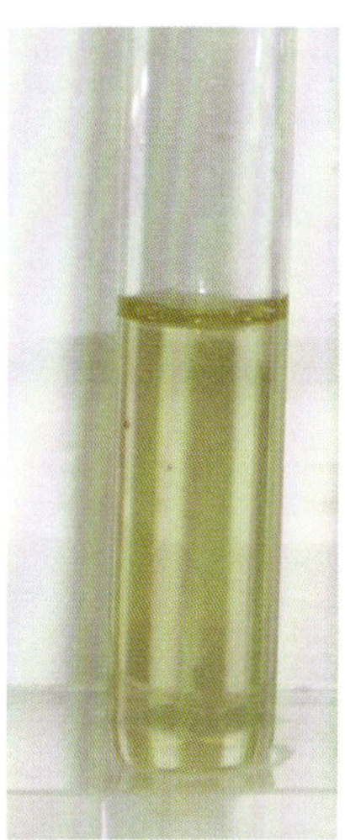

Reagenzglas 2 – nach Zugabe von Essig- und Salzsäure
Vollständige Lösung erst nach anschließender Zugabe von Salzsäure; Beweis für den Ausfall von Calcium-Salzen. Verlust von Calcium über die Niere bedeutet einen Pufferverlust und somit eine mögliche Störung im Säure-Basen-Haushalt.

Verknüpfung der Anamnese mit den Befunden aus der Urin-Funktionsdiagnostik

Der Pufferverlust über das Calcium kann die Hautaffektionen verursachen und sollte ausgeglichen werden. Die Leber macht harnfähig, was die Niere ausscheiden muss. Im vorliegenden Fall ist die Leberschwäche maßgeblich an der Veränderung des Säure-Basen-Haushaltes beteiligt.

Therapievorschläge mit Dosierung und Erläuterung

Unser Rezeptvorschlag:

Lithium carbonicum N Synergon 104 Kattwiga

Reguliert den Säure-Basen-Haushalt; harnsaure Diathese.

Dosierung: 3-mal täglich 1–2 Tabletten vor dem Essen im Mund zergehen lassen.

Juniperus N Synergon 165 Kattwiga

Reguliert die Säureausscheidung über die Nieren.

Dosierung: 3-mal täglich 15 Tropfen vor dem Essen in etwas Wasser.

und/oder

Biochemie Bombastus Nr.10 Natrium sulfuricum D6

Scheidet überschüssige Säuren über den Harn aus.

Dosierung: Morgens 10 Tabletten in einem Glas warmen Wasser auflösen und trinken. In Kombination mit:

Biochemie Bombastus Nr.9 Natrium phorpshoricum D6

Hält Säuren für die Ausscheidung in Lösung.

Dosierung: Abends 10 Tabletten in einem Glas warmen Wasser auflösen und trinken.

und/oder

Calcium EAP Dragees

Zur Pufferung der Säuren

Dosierung: morgens und abends je 2 Dragees

Patient 16: Weiblich, 41 Jahre

Anamnese

- Reizdarm-Syndrom
- Meteorismus, phasenweise Durchfall
- Lactoseintoleranz
- Vorerkrankungen: Colitis ulcerosa
- Operationen:
  Analfissur 1998, Nabelbruch 2006, Cholecystektomie 2008, Kaiserschnitt 2008
- Medikamente:
  Keine

Urin-Funktionsdiagnostik

Spezifisches Gewicht:	1.015
	zeigt eine mittlere Urinkonzentration; kann auch bei guter Konzentrationsfähigkeit der Nieren auftreten, wenn am Abend vorher viel Flüssigkeit zu sich genommen wurde
Urin-Teststreifen:	Leukozyten 100, Nitrit positiv
pH-Wert:	6
	leicht saurer Urin

Kaltprobe

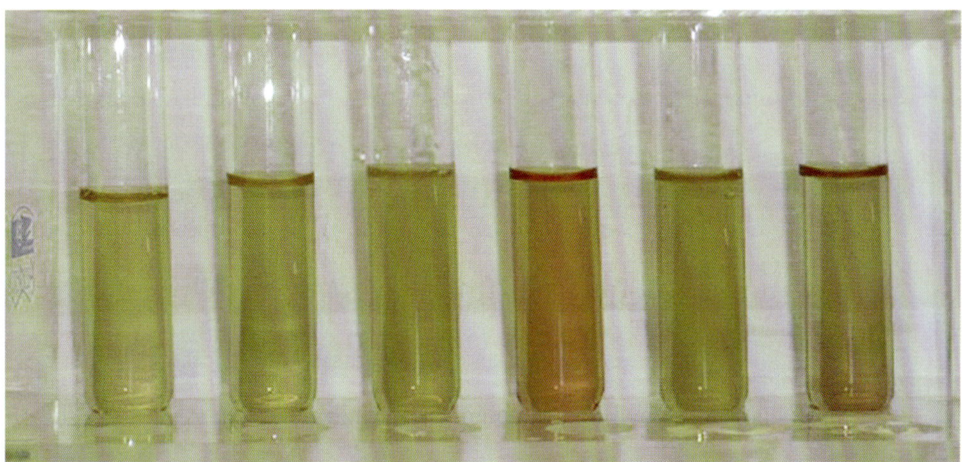

Reagenzglas 1: Kontrolle

Reagenzglas 2: ohne Befund

Reagenzglas 3: ohne Befund

Reagenzglas 4: intensiver roter Ring an der Urinoberfläche; Durchblutungsveränderungen im Sinne der Gefäßdynamik (Plethora, Kongestion, Blutdruckregulationsstörung)

Reagenzglas 5: ohne Befund

Reagenzglas 6: ohne Befund

Kochprobe

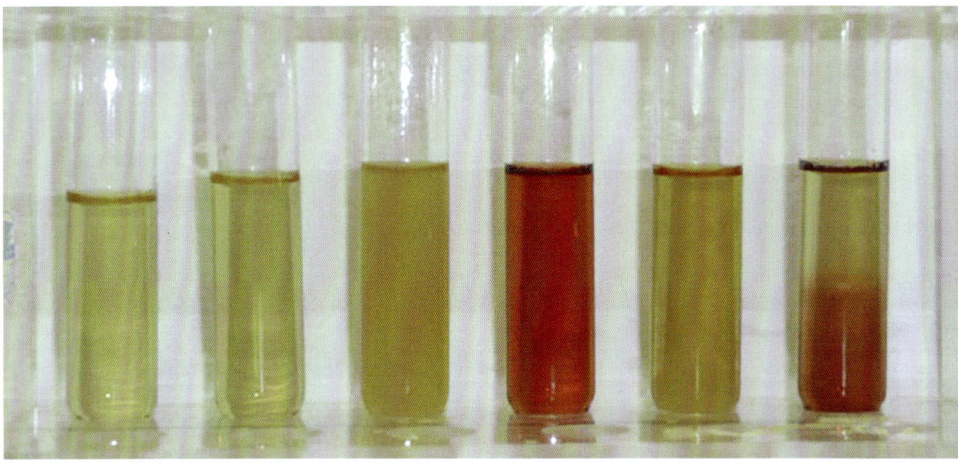

Reagenzglas 1: Kontrolle

Reagenzglas 2: ohne Befund

Reagenzglas 3: leichte Trübung mit oranger Verfärbung; Lymphbelastung, Darmkatarrh

Reagenzglas 4: intensive Cognacfarbe; Stau im Pfortader System; intensiver Gallefluss

Reagenzglas 5: weiß-grauer Niederschlag und Wolken; Pankreasenzymschwäche und chronische Pankreasreizung

Reagenzglas 6: Urinfarbe unten dunkler als oben (Stufenbildung), »Leberschwäche«, herabgesetzter Leberstoffwechsel, Leberüberlastung mit Erschöpfung; Bläschen am Oberrand, chronische Zystitis, da im vorliegenden Teststreifen Nitrit positiv ist

Verknüpfung der Anamnese mit den Befunden aus der Urin-Funktionsdiagnostik

Die im Reagenzglas 3 diagnostizierte Lymphbelastung und der Darmkatarrh zeigen das Reizdarm-Syndrom mit Durchfall und Meteorismus auf. Die Phänomene im Reagenzglas Nr. 4 und 5 stellen durch die Gallestauung und die Pankreasreizung mit exokriner Enzymschwäche die Ursache dar. Der verstärkte Gallefluss, mit dem Hinweis auf die Entfernung der Gallenblase mit 28 Jahren, ermöglicht den Verdacht auf einen Morbus Meulengracht mit Eindickung der Gallenflüssigkeit und verstärkt die Leberüberlastung.

Therapievorschläge mit Dosierung und Erläuterung

Allgemeines:
Auf warme Füße achten, durch zum Beispiel regelmäßige Fußbäder: 15 Minuten lang die Unterschenkel im heißen Wasser mit einem Esslöffel Basakatt N Salz baden, anschließend kurz kalt abduschen, danach Wollsocken anziehen.

Unser Rezeptvorschlag:

Colocynthis N Synergon 52c Kattwiga

Akute und chronische Katarrhe der Darmschleimhaut mit Durchfallneigung; reguliert die exokrine Pankreasfunktion.

Dosierung: In akuten Fällen 5-mal täglich 15 Tropfen in etwas Wasser; später 3-mal täglich 15 Tropfen vor dem Essen in etwas Wasser.

Cholesterinum N Synergon 102 Kattwiga

Entspannt und reguliert die Gallenwege; wirkt cholagog; verhindert Gallengries.

Dosierung: In akuten Fällen 5-mal täglich 15 Tropfen in etwas Wasser; später 3-mal täglich 15 Tropfen vor dem Essen in etwas Wasser.

Stramonium Synergon 18a Kattwiga

Reguliert übermäßig nervöse Zustände mit Angst und Panik, die einen Teilaspekt des Reizdarm-Syndroms darstellen.

Dosierung: In akuten Fällen 5-mal täglich 15 Tropfen in etwas Wasser; später 3-mal täglich 15 Tropfen vor dem Essen in etwas Wasser.

Luvos Heilerde Kapseln.

Bindet die Reizstoffe im Darm; reguliert dadurch die Darmtätigkeit.

Dosierung: Morgens und abends 2 Kapseln mit viel Wasser.

Weitere Möglichkeiten:

Rheum Synergon 163

Bei Gärungsdyspepsie, Reizdarm-Syndrom; reguliert das Darmmilieu und verbessert die Kohlenhydratverdauung.

Dosierung: 3-mal täglich 15 Tropfen vor dem Essen in etwas Wasser.

und/oder

Cerium oxalicum Synergon 16 Kattwiga

Reguliert das autonome Nervensystem im Darm, gegen Reizdarm-Syndrom auf nervöser Grundlage.

Dosierung: 3-mal täglich 1–2 Tabletten vor dem Essen im Mund zergehen lassen.

Urokatt Kattwiga

Chronisch rezidivierende Zystitis

Dosierung: 3-mal täglich 2–3 Tabletten vor dem Essen im Mund zergehen lassen.

Patient 17: Männlich, 25 Jahre

Anamnese

- Morbus Crohn
- Darmfistel
- Meteorismus
- Multiple Gelenkschmerzen

Urin-Funktionsdiagnostik

Spezifisches Gewicht: 1.015

zeigt eine mittlere Urinkonzentration; kann auch bei guter Konzentrationsfähigkeit der Nieren auftreten, wenn am Abend vorher viel Flüssigkeit zu sich genommen wurde

Urin-Teststreifen: ohne Befund

pH-Wert: 7

Neutraler Urin

Kaltprobe

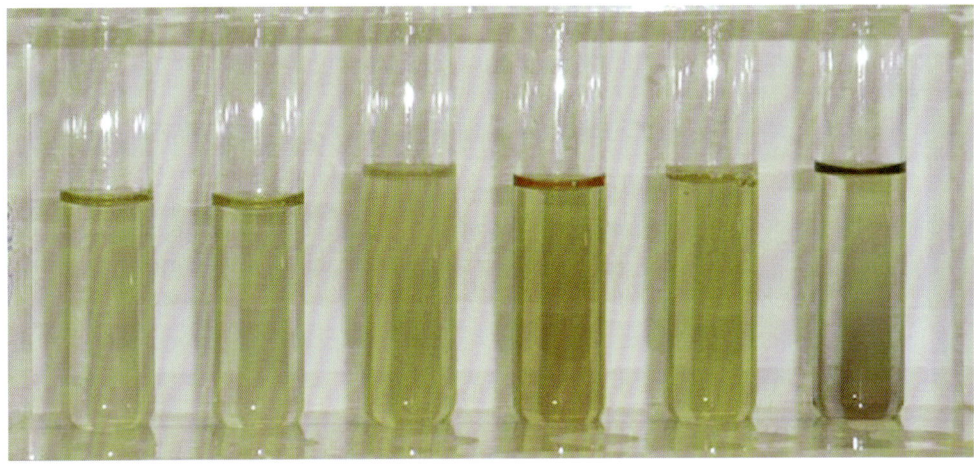

Reagenzglas 1: Kontrolle

Reagenzglas 2: ohne Befund

Reagenzglas 3: im oberen Bereich milchig; Fettstoffwechselstörung

Reagenzglas 4: ohne Befund

Reagenzglas 5: ohne Befund

Reagenzglas 6: ohne Befund

Kochprobe

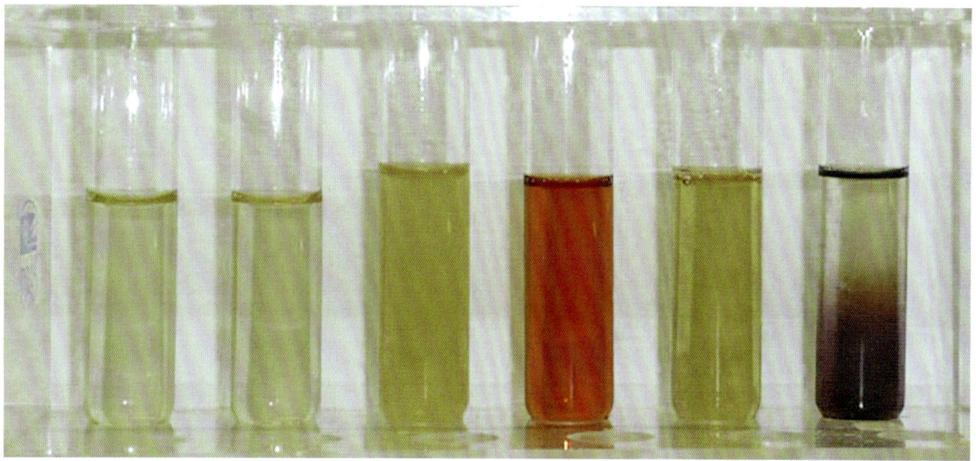

Reagenzglas 1: Kontrolle

Reagenzglas 2: unauffällig

Reagenzglas 3: weißer Niederschlag und Wolken; Störung des Darmmilieus mit Darmkatarrh

Reagenzglas 4: intensive Cognacfarbe; Stau im Pfortadersystem; intensiver Gallefluss

Reagenzglas 5: weiß-grauer Niederschlag und Wolken; Pankreasenzymschwäche und chronische Pankreasreizung

Reagenzglas 6: Urinfarbe unten deutlich dunkler als oben (Stufenbildung), toxische Leberbelastung endogener oder exogener Natur mit beginnender Lebererschöpfung

Verknüpfung der Anamnese mit den Befunden aus der Urin-Funktionsdiagnostik

Im Reagenzglas 3 sieht man einen Darmkatarrh mit Milieustörung. Die Reagenzgläser 5 und 6 zeigen die dafür verantwortliche Pankreasreizung mit exokriner Enzymschwäche, sowie die deutliche Leberüberlastung mit toxischer Belastung endogener oder exogener Natur. Aus dieser Situation heraus entwickelten sich die multiplen Gelenkschmerzen.

Therapievorschläge mit Dosierung und Erläuterung

Unser Rezeptvorschlag:

Colocynthis N Synergon 52c Kattwiga

Akute und chronische Katarrhe der Darmschleimhaut mit Durchfallneigung; reguliert die exokrine Pankreasfunktion.

Dosierung: In akuten Fällen 5-mal täglich 15 Tropfen in etwas Wasser; später 3-mal täglich 15 Tropfen vor dem Essen in etwas Wasser.

Teucrium scorodonia Ø Synergon 15 Kattwiga

Tiefgreifendes Stoffwechselmittel; Ausleitung von Giftstoffen; Reguliert die Funktion der Milz und die »innere Feuchtigkeit«. Dadurch kann es Autoimmungeschehen verbessern.

Dosierung: 3-mal täglich 10–20 Tropfen vor dem Essen in etwas Wasser.

Chelidonium N Synergon 55 Kattwiga

Entspannt, entstaut und reguliert das Leber-Galle-System, dichtet die Leberzelle ab. Reguliert das Zusammenspiel von Leber und Bauchspeicheldrüse.

Dosierung: 3-mal täglich 1–2 Tabletten vor dem Essen im Mund zergehen lassen.

Luvos Heilerde Kapseln.

Bindet die Reizstoffe im Darm; Reguliert dadurch die Darmtätigkeit.

Dosierung: Morgens 2 Kapseln mit viel Wasser.

Weitere Möglichkeiten:

Lithium carbonicum N Synergon 104 Kattwiga

Säureregulation und Ausscheidung; harnsaure Diathese

Dosierung: 3-mal täglich 1–2 Tabletten vor dem Essen im Mund zergehen lassen.

und/oder

Cerium oxalicum Synergon 16 Kattwiga

Reguliert das autonome Nervensystem im Darm; gegen Reizdarm-Syndrom auf nervöser Grundlage; auch bei Autoimmungeschehen.

Dosierung: 3-mal täglich 1–2 Tabletten vor dem Essen im Mund zergehen lassen.

und/oder

Acidum formicicum Synergon 140 Kattwiga

Allergische Diathese; reguliert Sensibilität und Irritabilität aller Gewebe.

und/oder

Taraxacum S Synergon 164 Kattwiga

Entspannt, entstaut und reguliert das Leber-Galle-System, dichtet die Leberzelle ab; Arcanum vitae der Lebertherapie.

Dosierung: 3-mal täglich 15 Tropfen vor dem Essen in etwas Wasser.

und/oder

Biochemie Bombastus Nr.6 Kalium sulfuricum D6

Reguliert die Leberfunktion; Leberparenchymmittel

Dosierung: 3-mal täglich 2–3 Tabletten vor dem Essen im Mund zergehen lassen.

und/oder

Biochemie Bombastus Nr. 3 Ferrum phosphoricum D12

Darmkatarrhe mit Stuhlgangstörungen; reguliert die Zottenpumpe im Darm.

Dosierung: In akuten Fällen 3–5-mal täglich 2–4 Tabletten im Mund zergehen lassen.

Als ergänzende Therapie des Morbus Crohn wären Colibakterien des Nissle Stammes in Mutaflor zur Immunmodulation anzuraten

Dosierung: 1-mal 1 täglich und steigernd bei guter Verträglichkeit auf 2-mal 1 zwischen den Mahlzeiten

und

»Vier-Winde-Tee«

Rp: Fruct. Carvi

Fruct. Foeniculi

Fruct. Anisi

Fruct. Coriandri aa ad 100.0

M.f. species

D.S. 1 Teelöffel/1 Tasse, Aufguss, 10 Minuten zugedeckt ziehen lassen, 3 Tassen über den Tag verteilt trinken.

Schleimhautregulierend und kräftigend für Magen-Darm-Trakt; entblähend.

Patient 18: Weiblich, 72 Jahre

Anamnese

- grippoider Infekt, Rhinitis, Bronchitis
- Meteorismus, Diarrhoe
- Gastritis
- Medikamente:
  Antibiotikum
- Operationen:
  Nicht bekannt

Urin-Funktionsdiagnostik

Spezifisches Gewicht:	1.020
	zeigt eine gute Urinkonzentration an
Urin-Teststreifen:	Ketone positiv, zeigt eine azidotische Stoffwechsellage an
pH-Wert:	5
	saurer Urin; bedeutet immer, dass eine Entgiftung über die Leber stattgefunden hat

Kaltprobe

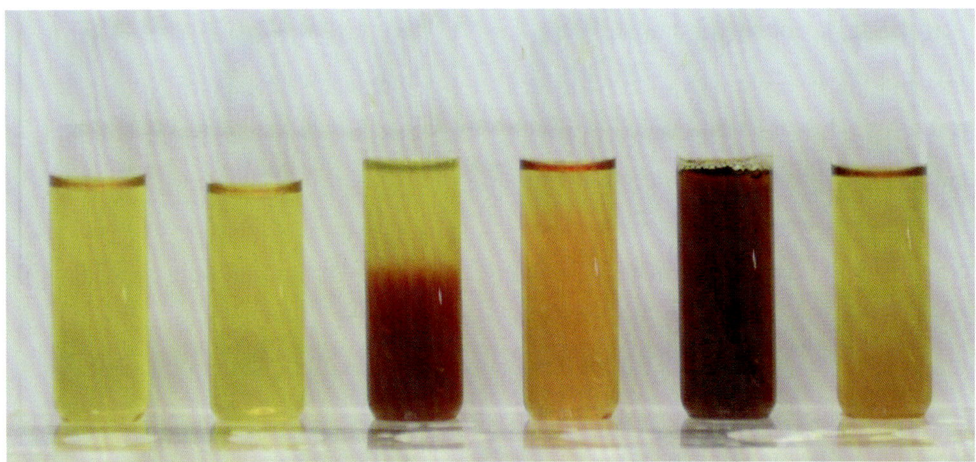

Reagenzglas 1: Kontrolle

Reagenzglas 2: ohne Befund

Reagenzglas 3: Deutliche Zeichensetzung, die uns als Phänomen nicht bekannt ist

Reagenzglas 4: Roter Ring am Meniskus; Blutverteilungsstörung

Reagenzglas 5: Deutliche Zeichensetzung, die uns als Phänomen nicht bekannt ist

Reagenzglas 6: Ohne Befund

Kochprobe

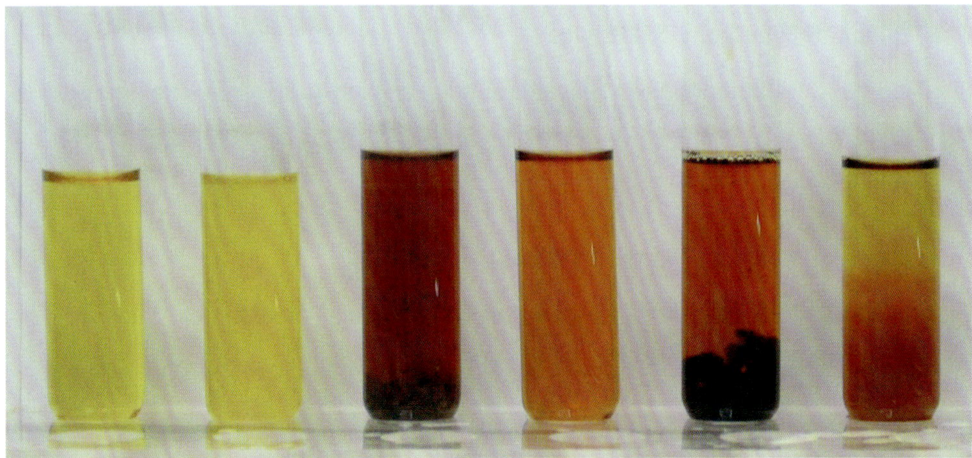

Reagenzglas 1: Kontrolle

Reagenzglas 2: ohne Befund

Reagenzglas 3: braun-schwarzer Niederschlag; toxische Belastung im Darm, Störung des Darmmilieus, Zucker (Kontrolle wurde im Blutlabor durchgeführt)

Reagenzglas 4: schwach orange Verfärbung; verminderte Gallebildung; verminderte Galleausschüttung

Reagenzglas 5: braun-schwarze Verfärbung; massivere Enzymschwäche der exkretorischen Pankreasfunktion und der Dünndarmfunktion

Reagenzglas 6: Mehrfache Stufung und Aufhellung, deutliche Lebermüdigkeit; »kalte Leber«

Verknüpfung der Anamnese mit den Befunden aus der Urin-Funktionsdiagnostik

Auf Grund einer Medikamenten Unverträglichkeit kommt es zu einem »chaotischen Bild« mit toxischer Darmbelastung (Reagenzglas 3). Dies könnte auch ein Hinweis auf ein metabolisches Syndrom, einen Diabetes, oder einer Insulinresistenz sein. Im Blutlabor sind die Werte Glukose und HbA1c ohne Befund. Außerdem kommt es dadurch zu einer veränderten Gallebereitstellung (Reagenzglas 4) und einer deutlichen Schwächung der Leber (Reagenzglas 6)

Therapievorschläge mit Dosierung und Erläuterung

Unser Rezeptvorschlag:

Chelidonium N Synergon 55 Kattwiga

Reguliert das Zusammenspiel von Pankreas und Leber, normalisiert die exokrine Enzymbereitstellung.

Dosierung: 3-mal täglich 1–2 Tabletten vor dem Essen

Teurcrium scorodonia Ø Synergon 15 Kattwiga

Tiefgreifendes Stoffwechselmittel; Ausleitung; reguliert die Funktion der Milz;

Immunmodulation

Dosierung: 3-mal täglich 15 Tropfen vor dem Essen in Wasser

Biochemie Bombastus Nr.10 D6 Natrium sulfuricum

Ausleitung, Darmreinigung, schließen der »Schleimhautschutzbarrieren«.

Dosierung: 3-mal täglich 2–3 Tabletten vor dem Essen

Weitere Möglichkeiten:

Biochemie Bombastus Nr.3 Ferrum phosphoricum D12

Reguliert die Zottenpumpe; reguliert den Darmkatarrh; gegen akute Infektionen im ersten Entzündungsstadium (Rhinitis, Bronchitis)

Dosierung: In akuten Fällen 5-mal täglich 2–4 Tabletten; später 3-mal täglich 2–4 Tabletten vor dem Essen im Mund zergehen lassen.

und/oder

Drosera N Synergon 74 Kattwiga

Bei akuten und chronischen Infekten mit Rhinitis und Bronchitis.

Dosierung: In akuten Fällen 5-mal täglich 15 Tropfen in etwas Wasser; später 3-mal täglich 15 Tropfen vor dem Essen in etwas Wasser.

Aconitum Synergon 151 Kattwiga

Bei allen Infekten; Basismittel.

Dosierung: In akuten Fällen 5-mal täglich 15 Tropfen in etwas Wasser; später 3-mal täglich 15 Tropfen vor dem Essen in etwas Wasser.

Patient 19: Männlich, 39 Jahre

Anamnese

- Unwohlsein in der rechten Kopfseite; MRT vom Kopf ohne Befund
- Augenmigräne mit Flimmern, Kopfschmerzen
- Vergesslichkeit
- Restless legs
- Afterjuckreiz; Stuhlbefund: Würmer ohne Befund
- Operationen:
  Appendektomie 2008; Narbe Stirn rechts 2001
- Medikamente:
  Ibuprofen 600 bei Bedarf

Urin-Funktionsdiagnostik

Spezifisches Gewicht:	1.015
	6
	zeigt eine mittlere Urinkonzentration; kann auch bei guter Konzentrationsfähigkeit der Nieren auftreten, wenn am Abend vorher viel Flüssigkeit zu sich genommen wurde
Urin-Teststreifen:	ohne Befund
pH-Wert:	6
	leicht saurer Urin

Kaltprobe

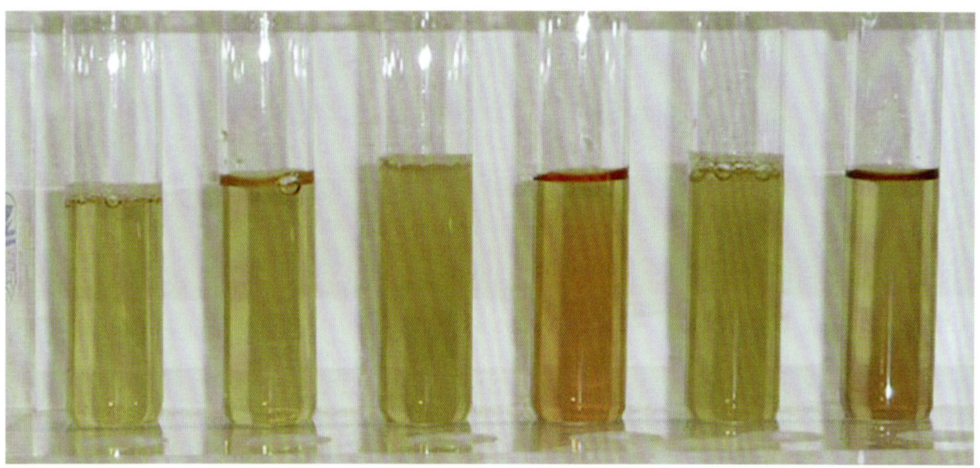

Reagenzglas 1: Kontrolle

Reagenzglas 2: ohne Befund

Reagenzglas 3: Milchige Trübung im oberen Anteil; Fettstoffwechselstörung.

Reagenzglas 4: ohne Befund

Reagenzglas 5: ohne Befund

Reagenzglas 6: ohne Befund

Kochprobe

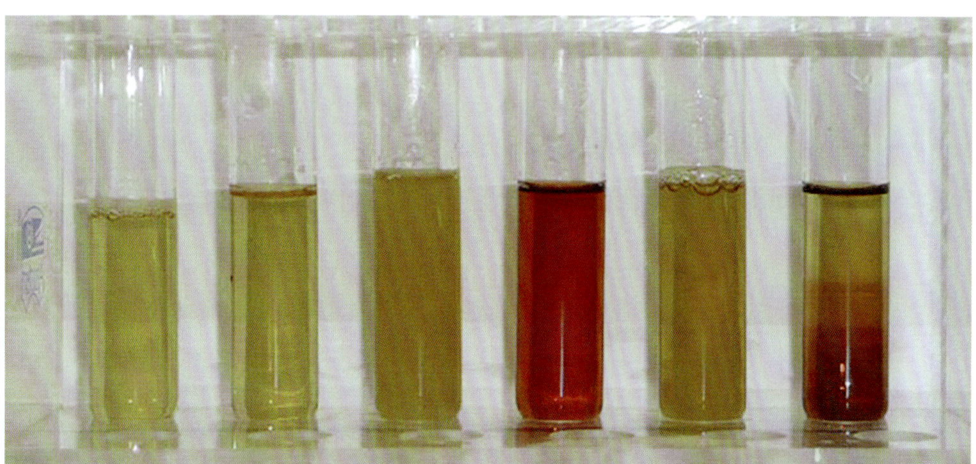

Reagenzglas 1: Kontrolle

Reagenzglas 2: unauffällig

Reagenzglas 3: leichte Trübung mit grauer Verfärbung; Gärungsdyspepsie mit Darmkatarrh. Lymphbelastung

Reagenzglas 4: intensive Cognacfarbe; Stau im Pfortader System; intensiver Gallefluss

Reagenzglas 5: Wolken und Flocken im gesamten Glas; exkretorische Pankreasenzymschwäche mit Pankreasreizung.

Reagenzglas 6: Urinfarbe unten dunkler als oben (2-fache Stufenbildung), »Leberschwäche«, herabgesetzter Leberstoffwechsel.

Verknüpfung der Anamnese mit den Befunden aus der Urin-Funktionsdiagnostik

Die im Reagenzglas zu sehen Pankreasreizung mit exokriner Enzymschwäche, sowie die Leber-Galle-Störung zu sehen im Reagenzglas 4 und 6 bringen die Gärungsdyspepsie hervor. Aus diesen Phänomenen erklärt sich das Unwohlsein in der rechten Kopfseite (Leber-Galle-Seite), die Augenmigräne, Kopfschmerzen (Verdauungskopfschmerz), Vergesslichkeit (Leberschwäche) und der Afterjuckreiz (als Zeichen der Pankreasstörung).

Therapievorschläge mit Dosierung und Erläuterung

Unser Rezeptvorschlag:

Chelidonium N Synergon 55 Kattwiga

Entspannt, entstaut und reguliert das Leber-Galle-System, dichtet die Leberzelle ab. Reguliert das Zusammenspiel von Leber und Bauchspeicheldrüse. Verbessert die exokrine Pankreasenzymbereitstellung.

Dosierung: 3-mal täglich 1–2 Tabletten vor dem Essen im Mund zergehen lassen.

Cholesterinum N Synergon 102 Kattwiga

Entspannt und reguliert die Gallenwege; wirkt cholagog; verhindert Gallengries.

Dosierung: In akuten Fällen 5-mal täglich 15 Tropfen in etwas Wasser; später 3-mal täglich 15 Tropfen vor dem Essen in etwas Wasser.

Biochemie Bombastus Nr. 9 Natrium phosphoricum D6

Reguliert den Säure-Basen-Haushalt; hält Säuren in Lösung; gegen Afterjuckreiz.

Dosierung: 3-mal täglich 2–4 Tabletten vor dem Essen im Mund zergehen lassen.

Weitere Möglichkeiten:

Biochemie Bombastus Nr. 10 Natrium sulfuricum D6

Reinigt den Darm; reguliert das Darmmilieu.

Dosierung: 3-mal täglich 2–4 Tabletten vor dem Essen im Mund zergehen lassen.

und/oder

Nux vomica N Synergon 51 Kattwiga

Störungen der aktiven Verdauungsdrüsen (Magen, Leber, Bauchspeicheldrüse); alle akuten und chronischen Störungen von Magen und Darm.

Dosierung: 3-mal täglich 15 Tropfen vor dem Essen in etwas Wasser.

und/oder

Spiraphan Kattwiga

Schmerzen bei Durchblutungsstörungen durch Gefäßspasmen; bei beginnender Migräne.

Dosierung: 50 Tropfen in ein Glas Wasser, schluckweise trinken

und/oder

Biochemie Bombastus Nr. 7 Magnesium phosporicum D3

Gegen Gefäß- und Nervenkrämpfe.

Dosierung: Akut alle 10 Minuten 2 Tabletten im Mund zergehen lassen; im Regelfall abends 10 Tabletten in 1 Glas warmen Wasser auflösen und schluckweise trinken.

und/oder

»Vier-Winde-Tee«

Rp: Fruct. Carvi

Fruct. Foeniculi

Fruct. Anisi

Fruct. Coriandri aa ad 100.0

M.f. species

D.S. 1 Teelöffel/1 Tasse, Aufguss, 10 Minuten zugedeckt ziehen lassen, 3 Tassen über den Tag verteilt trinken.

Schleimhautregulierend und kräftigend für Magen und Darm; reguliert das Darmmilieu.

Patient 20: Weiblich, 48 Jahre

Anamnese

- Rezidivierende Zystitis
- Renale tubuläre Acidose
- Diarrhoea paradoxa
- Mittelfußknochenfraktur 2019, Ermüdungsbruch
- Anämie
- Fingernägel spalten und schälen sich ab
- Wadenkrämpfe
- Tinnitus vertebragen bedingt

Urin-Funktionsdiagnostik

Spezifisches Gewicht: 1.015

zeigt eine mittlere Urinkonzentration; kann auch bei guter Konzentrationsfähigkeit der Nieren auftreten, wenn am Abend vorher viel Flüssigkeit zu sich genommen wurde

Urin-Teststreifen: ohne Befund

pH-Wert: 5

saurer Urin; bedeutet immer, dass eine Entgiftung über die Leber stattgefunden hat

Kaltprobe: unauffällig

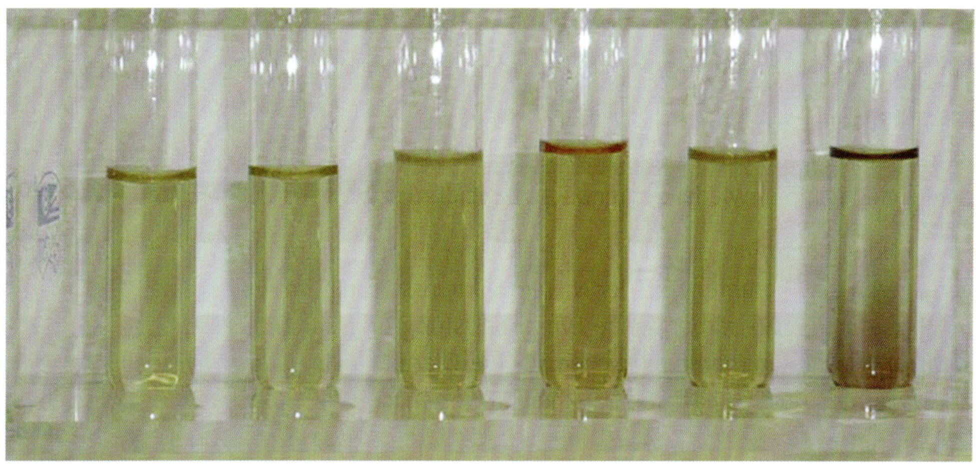

Kochprobe

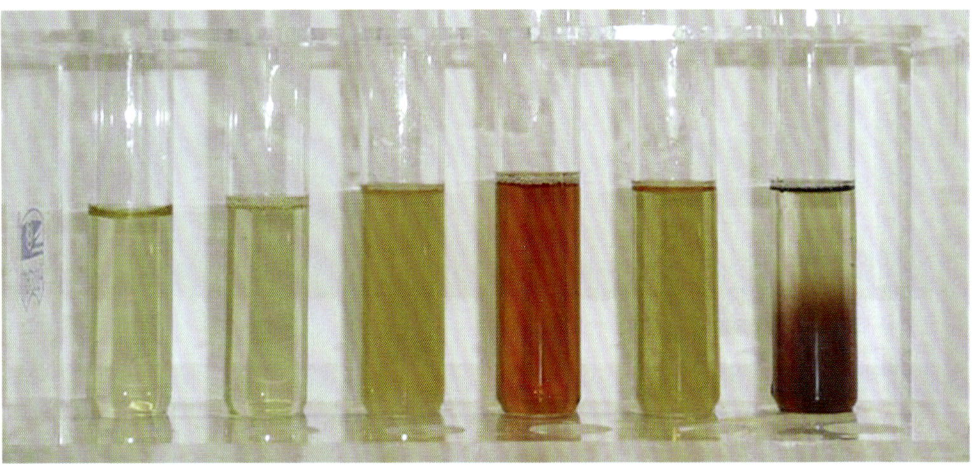

Reagenzglas 1: Kontrolle

Reagenzglas 2: Schaumkrone; Störung im Säure-Basen-Haushalt.

Reagenzglas 3: leichte Trübung mit oranger Verfärbung; Lymphbelastung; Darmkatarrh.

Reagenzglas 4: cognacfarben; unauffällig

Reagenzglas 5: weiß-grauer Niederschlag und Wolken; Schwäche der exkretorischen Pankreas- und der Dünndarmfunktion, Pankreasreizung.

Reagenzglas 6: Urinfarbe unten deutlich dunkler als oben (Stufenbildung), Toxische Leberbelastung endogener oder exogener Natur mit beginnender Lebererschöpfung. Schaumkrone; Störung im Säure-Basen-Haushalt.

Verknüpfung der Anamnese mit den Befunden aus der Urin-Funktionsdiagnostik

Die im Reagenzglas 2 und 6 diagnostizierte Schaumkrone zeigt die Störung im Säure-Basen-Haushalt an. Das ist ein Hinweis auf die renale tubuläre Acidose. Hieraus ergibt sich auch die immer wieder kehrende Ausscheidungszystitis.

Sowohl die Blutarmut, die Wadenkrämpfe, der Ermüdungsbruch als auch die brüchigen Fingernägel kommen von der Nierenfunktionsstörung. Im Reagenzglas 3 zeigt sich durch die orange Verfärbung eine Lymphbelastung und durch die Trübung der Darmkatarrh. Alles zusammen ein Zeichen für die Diarrohoea paradoxa, was als Ausscheidungsdiarrhoe durch die Nierenkrankheit zu werten ist. Der Tinnitus selbst ist durch eine

Fehlstellung der Halswirbelsäule entstanden und durch eine manuelle Therapie wieder verschwunden.

Therapievorschläge mit Dosierung und Erläuterung

Unser Rezeptvorschlag:

Juniperus N Synergon 165 Kattwiga

Über die Förderung der Nierenausscheidung und Verbesserung des Lymphflusses reguliert sich die Hautfunktion und -entgiftung.

Dosierung: 3-mal täglich 15 Tropfen vor dem Essen in etwas Wasser.

Calcium phosphoricum Synergon 21 Kattwiga

Reguliert die Durchlässigkeit der Glomeruli; indiziert bei allen Formen der Nierenstörungen, wo die renale Durchlässigkeit erhöht ist; reguliert und fördert den Knochenstoffwechsel.

Dosierung: 3-mal täglich 1–2 Tabletten vor dem Essen im Mund zergehen lassen.

Lithium carbonicum N Synergon 104 Kattwiga

Säureregulation und Ausscheidung; harnsaure Diathese

Dosierung: 3-mal täglich 1–2 Tabletten vor dem Essen im Mund zergehen lassen.

und/oder

Chininum arsenicosum N Synergon 25 Kattwiga

Erhöht die »Blutkraft«, angezeigt bei Anämie.

Dosierung: 3-mal täglich 1–2 Tabletten vor dem Essen im Mund zergehen lassen.

Weitere Möglichkeiten:

Biochemie Bombastus Nr. 10 Natrium sulfuricum D6

Diarrhoea paradoxa, reguliert die Darmtätigkeit; reguliert die Nierenausscheidung.

Dosierung: 3-mal täglich 2–4 Tabletten im Mund zergehen lassen; oder morgens 10 Tabletten in 1 Glas warmen Wasser auflösen und trinken.

und/oder

Biochemie Bombastus Nr.13 Kalium arsenicosum

Wichtiges Ergänzungsmittel bei allen chronischen Nierenkrankheiten.

Dosierung: 3-mal täglich 2–3 Tabletten im Mund zergehen lassen.

und/oder

Luvos Heilerde Kapseln.

Bindet die Reizstoffe im Darm; reguliert dadurch die Darmtätigkeit.

Dosierung: Morgens und abends 2 Kapseln mit viel Wasser

Schulung des diagnostischen Auges

Leber-Galle-Phänomene

Bild 1 – Urin im warmen Zustand

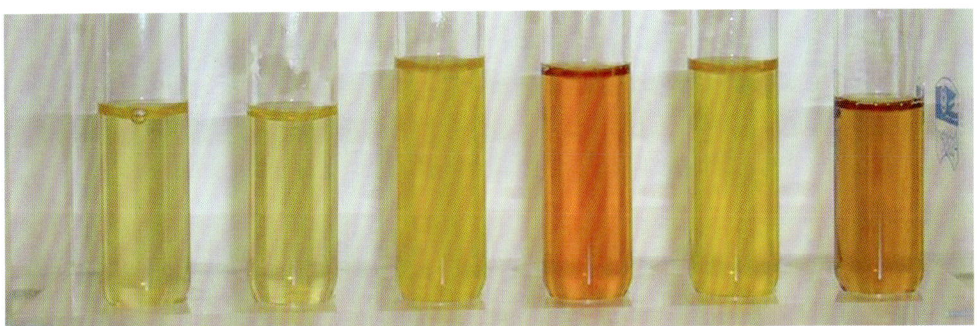

Interpretation:

Reagenzglas 6: normale Leberfunktion bei einem niedrigem spezifischen Gewicht von 1.010

Bild 2 – Urin im warmen Zustand

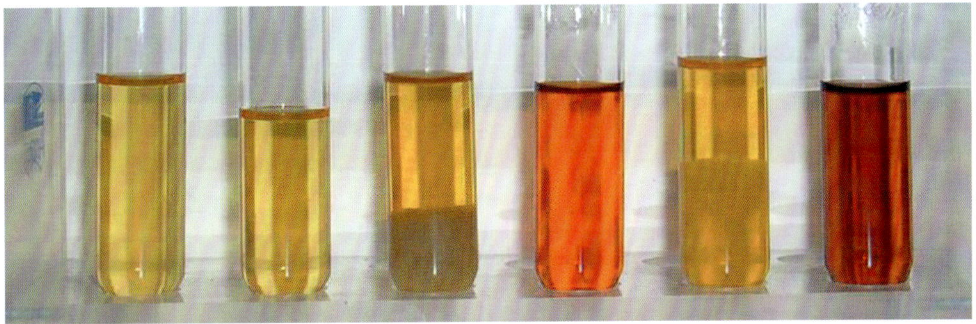

Interpretation:

Reagenzglas 6: normale Leberfunktion bei einem hohen spezifischen Gewicht von 1.025

Weitere Hinweise:

Reagenzglas 3: grau-braune Verfärbung

Reagenzglas 4: Gewölk, schwimmende leicht gräuliche Ausflockung

Bild 3 – Urin im warmen Zustand

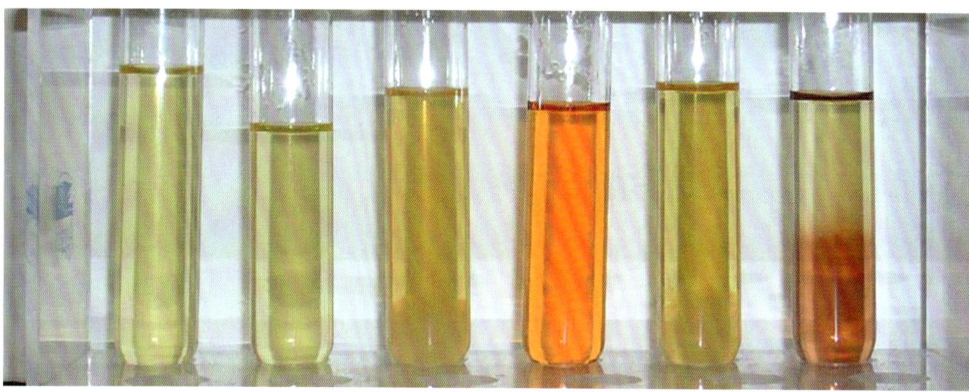

Interpretation:

Reagenzglas 6: Lebermüdigkeit, herabgesetzter Leberstoffwechsel bei einem geringen spezifischen Gewicht von 1.010

Bild 4 – Urin im warmen Zustand

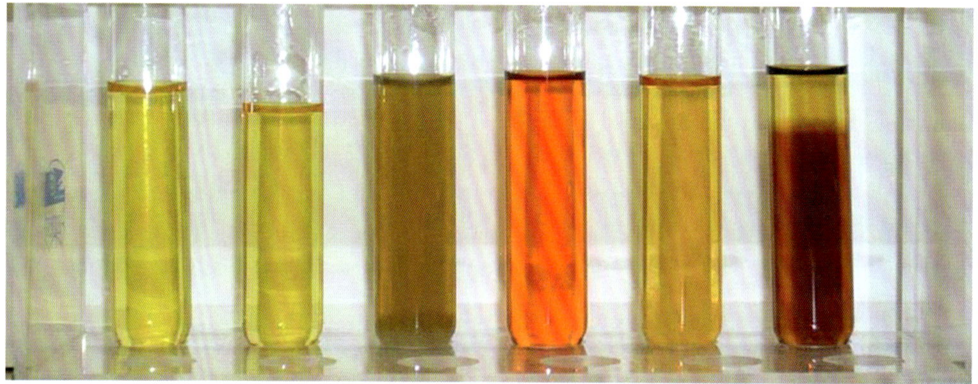

Interpretation:

Reagenzglas 6: Leberüberlastung mit bereits eingetretener Erschöpfung bei einem spezifischen Gewicht über 1.020

Weitere Hinweise:

Reagenzglas 3: grau-braune Verfärbung, mit starker Darm- und Lymphbelastung

Bild 5 – Urin im warmen Zustand

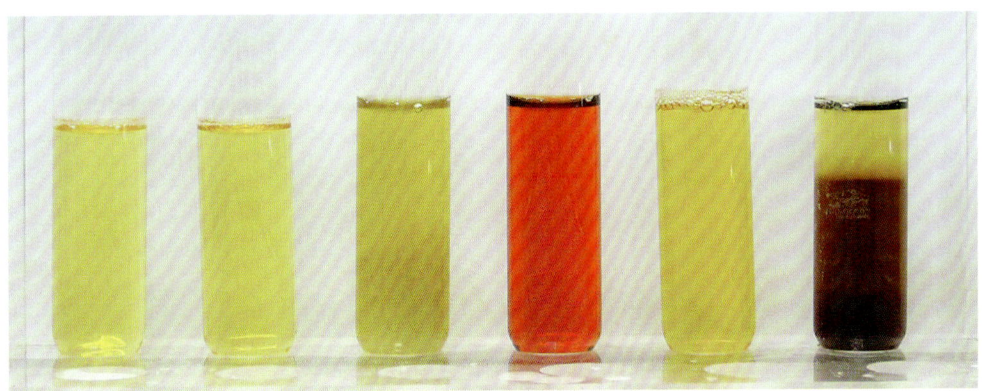

Interpretation:

Reagenzglas 6: Leberüberlastung mit bereits eingetretener Erschöpfung bei einem spezifischen Gewicht über 1.020

Bild 6 – Urin im warmen Zustand

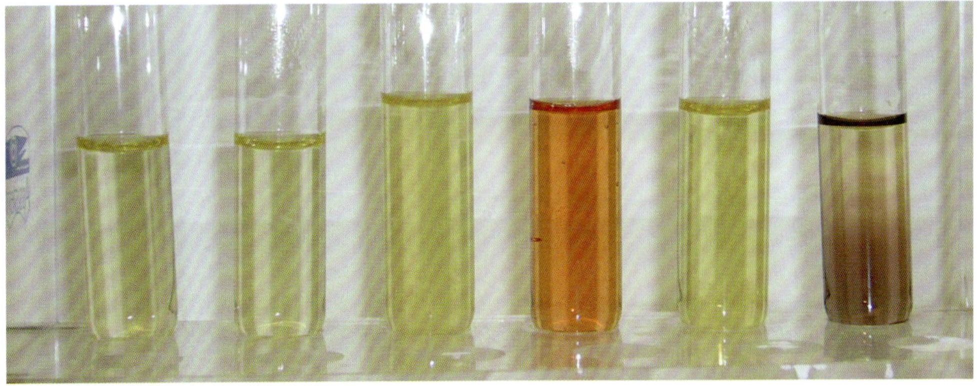

Interpretation:

Reagenzglas 6: Leberbelastung (durch 2 Stufen sichtbar) mit eingetretener Lebermüdigkeit bei einem spezifischen Gewicht von 1.015

Bild 7 – Urin im warmen Zustand

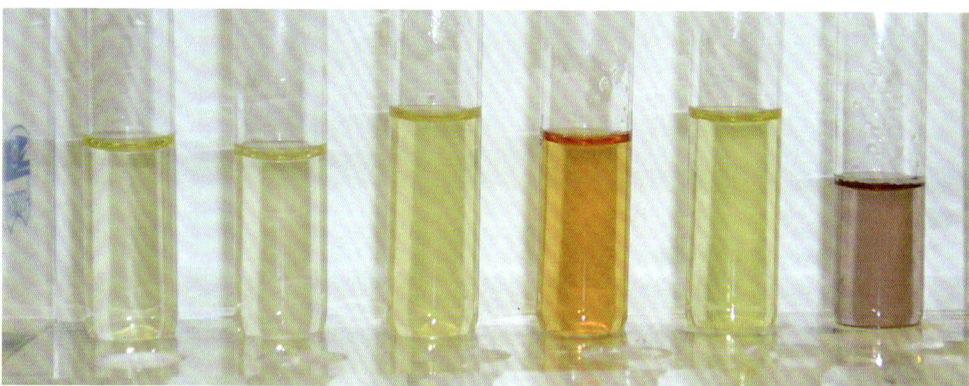

Interpretation:

Reagenzglas 6: Lebermüdigkeit mit hormoneller Entgleisung (Hormongaben wie Pille oder auch durch andere Medikamente mit Hormonwirkung möglich) bei einem niedrigen spezifischen Gewicht von 1.010

Bild 8 – Urin im kalten Zustand

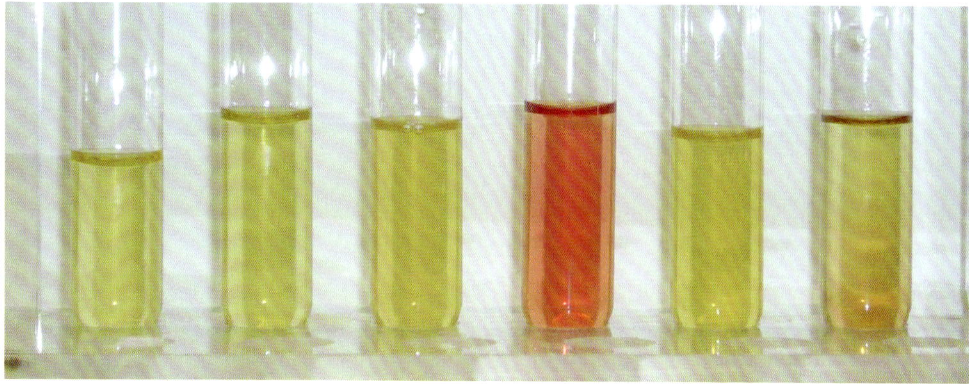

Interpretation:

Reagenzglas 4: intensive Rotfärbung ohne Cognacfärbung; Pfortaderstau, Hinweis auf mangelnde Herzleistung

Exokrine Pankreasphänomene

Bild 9 – Urin im warmen Zustand

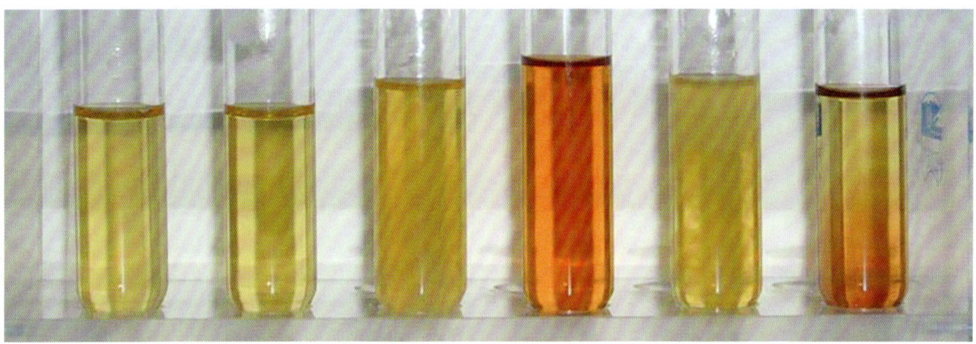

Interpretation:

Reagenzglas 5: schwimmende weiße Ausflockung als Zeichen einer exokrinen Pankreasreizung bei einem spezifischen Gewicht von 1.015

Weitere Hinweise:

Reagenzglas 6: Leberbelastung (durch 3 Stufen sichtbar) mit Lebermüdigkeit

Bild 10 – Urin im warmen Zustand

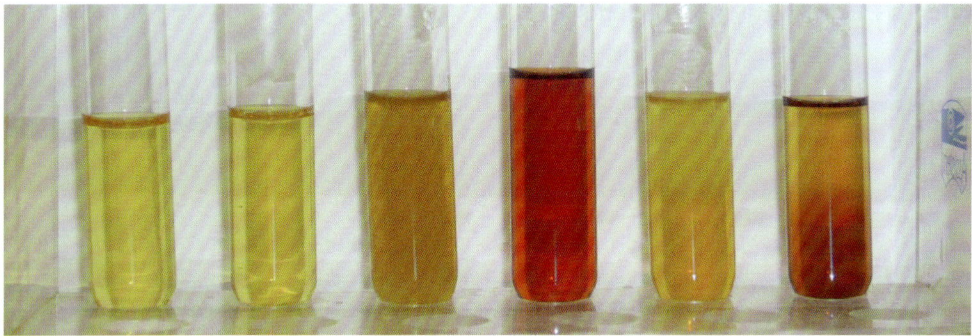

Interpretation:

Reagenzglas 5: dichtes schwimmendes weißes Gewölk als Zeichen einer exokrinen Pankreasreizung bei einem hohen spezifischen Gewicht von über 1.025

Weitere Hinweise:

Reagenzglas 3: grau-braune Verfärbung im gesamten Röhrchen mit Lymphbelastung

Reagenzglas 6: Leberbelastung (durch 2 Stufen sichtbar) mit Lebererschöpfung

Bild 11 – Urin im warmen Zustand

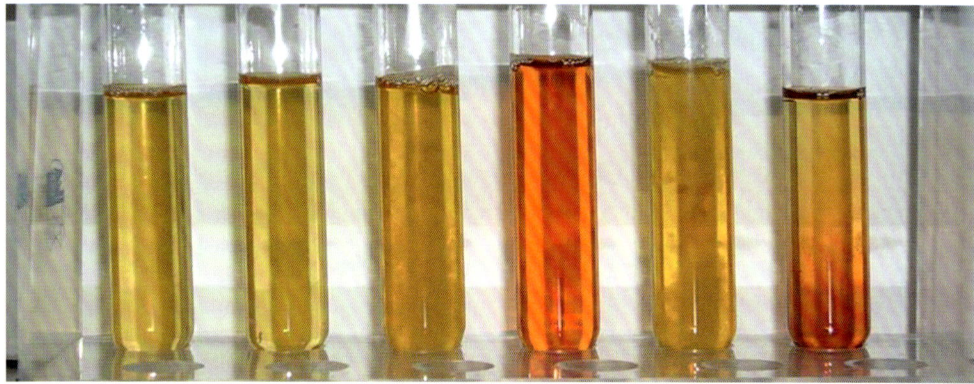

Interpretation:

Reagenzglas 5: dichtes schwimmendes weißes Gewölk als Zeichen einer exokrinen Pankreasreizung bei einem spezifischen Gewicht von 1.015

Weitere Hinweise:

Reagenzglas 3: grau-braune Verfärbung im gesamten Röhrchen mit Lymphbelastung

Reagenzglas 6: Leberbelastung (durch 2 Stufen sichtbar) mit Lebererschöpfung

Bild 12 – Urin im warmen Zustand

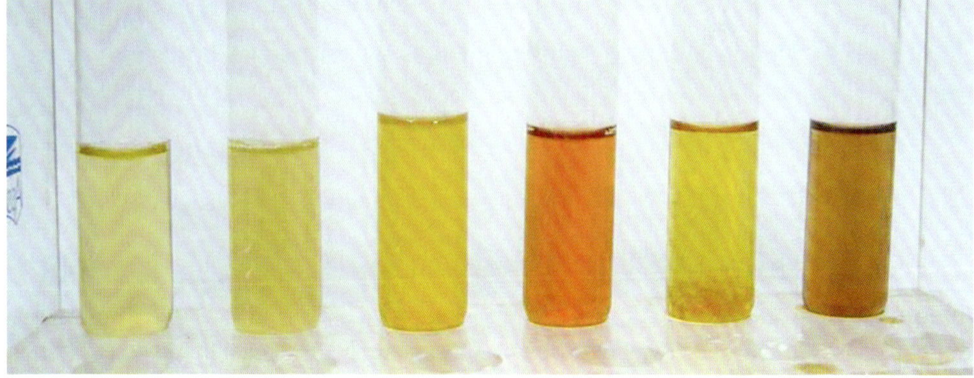

Interpretation:

Reagenzglas 5: braune Ausfällung als Bodensatz; Hinweis auf Enzymmangel des Pankreas bei einem spezifischen Gewicht von über 1.015

Bild 13 – Urin im warmen Zustand

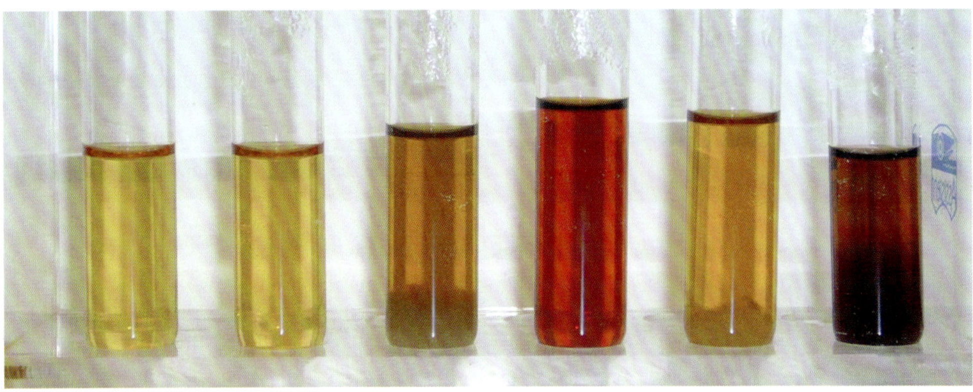

Interpretation:

Reagenzglas 5: braune Ausfällung als Bodensatz mit leichter Einfärbung des Überstandes bei einem spezifischen Gewicht von über 1.025; als Zeichen einer Pankreasenzymschwäche und Überlastung

Weitere Hinweise:

Reagenzglas 3: grau-braune Ausfällung als Bodensatz mit deutlicher Verfärbung des Überstandes als Lymphbelastung

Reagenzglas 6: kräftige braun-schwarze Verfärbung durch Ammoniakbelastung der Leber

Darm-Lymph-Phänomene

Bild 14 – Urin im warmen Zustand

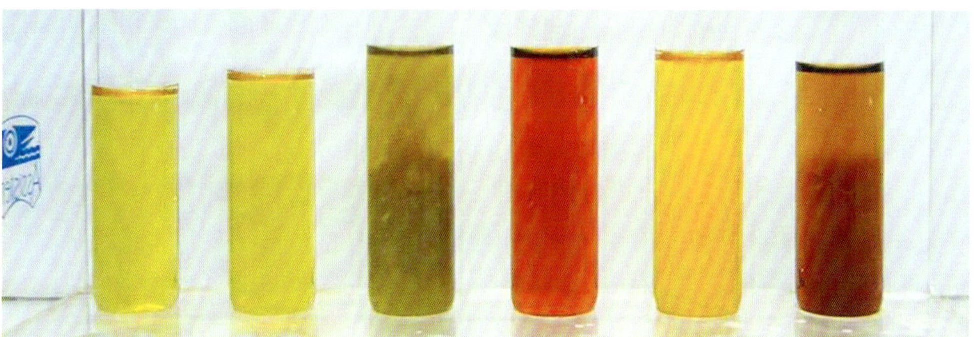

Interpretation:

Reagenzglas 3: kräftige graue bis schwarze Verfärbung des Bodensatzes mit entsprechend deutlicher Verfärbung des Überstandes als Zeichen einer Darmintoxikation (Fäulnisdyspepsie) mit deutlicher Lymphbelastung bei einem spezifischen Gewicht von 1.020

Weitere Hinweise:

Reagenzglas 6: zweifache Stufenbildung, unten dunkler; Leberbelastung durch zum Beispiel Ammoniakbelastung

Bild 15 – Urin im warmen Zustand

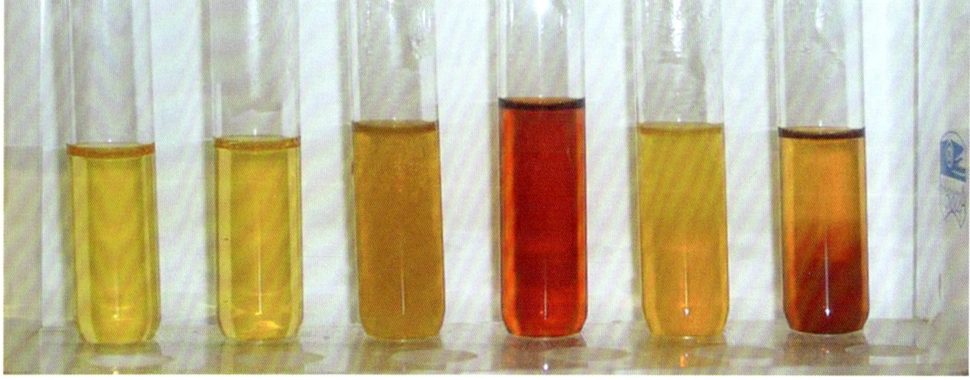

Interpretation:

Reagenzglas 3: grau-bräunliche Ausflockung im gesamten Röhrchen als Zeichen eines Darmkatarrhs mit Lymphbelastung bei einem spezifischen Gewicht von 1.020

Weitere Hinweise:

Reagenzglas 5: schwimmendes milchiges Gewölk

Reagenzglas 6: zweifach gestuft und aufgehellt; Lebermüdigkeit; herabgesetzter Leberstoffwechsel

Bild 16 – Urin im warmen Zustand

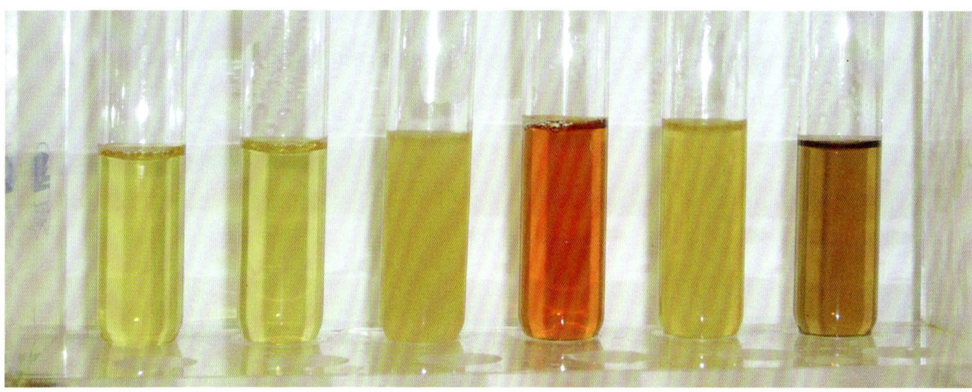

Interpretation:

Reagenzglas 3: milchige Eintrübung im gesamten Röhrchen als Zeichen einer Schleimhautreizung mit Lymphbelastung bei einem spezifischen Gewicht von 1.015

Weitere Hinweise:

Reagenzglas 5: milchige Eintrübung im gesamten Röhrchen als Zeichen einer exokrinen Pankreasfermentschwäche

Bild 17 – Urin im warmen Zustand

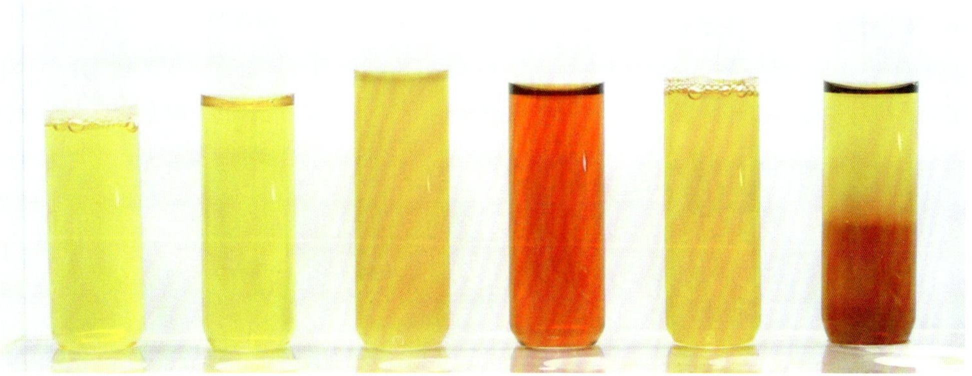

Interpretation:

Reagenzglas 3: milchige orange Eintrübung im gesamten Röhrchen als Zeichen einer kräftigen Lymphbelastung (zum Beispiel Lebensmittelunverträglichkeiten) bei einem spezifischen Gewicht von 1.020

Weitere Hinweise:

Reagenzglas 5: milchige Eintrübung im gesamten Röhrchen als Zeichen einer exokrinen Pankreasfermentschwäche

Reagenzglas 6: zweifach gestuft und aufgehellt; Lebermüdigkeit; herabgesetzter Leberstoffwechsel

Material

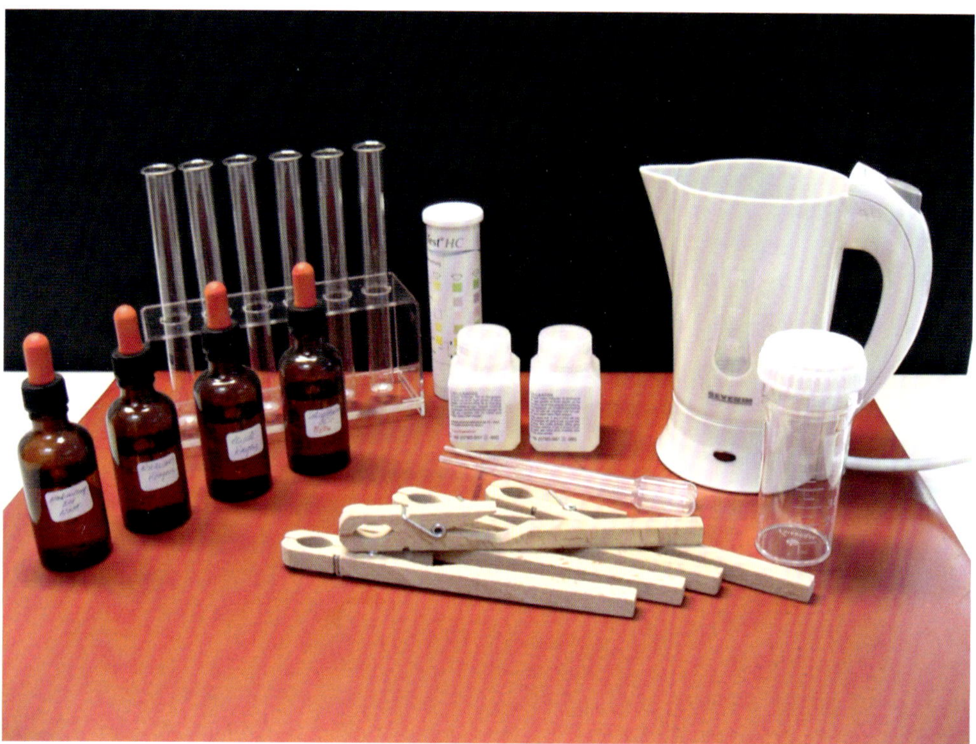

Sicherheitsvorkehrungen

- Handschuhe
- Kittel
- Schutzbrille
- Gefahrengutblätter der Reagenzien sollten in einem Ordner griffbereit abgeheftet sein

Zur klinischen Diagnostik

- Urin Teststreifen
- Glaszylinder mit passender Spindel zur Messung des spezifischen Gewichts

Zur traditionellen Urin-Funktionsdiagnostik

- Messbecher oder 10ml-Spritzen zum Umfüllen des Urins
- Wasserkocher
- Reagenzglasgestell oder Reagenzglasklammern
- Reagenzgläser
- 6 Pipettenflaschen 50 ml, zur Aufbewahrung der entsprechenden Reagenzien
- 6 Reagenzien:
- Nylander Reagenz
- Ehrlich Reagenz
- Natronlauge 20 %
- Schwefelsäure 95–97 %
- Essigsäure 3 %
- Salzsäure 2 %

Die technischen Hilfsmittel hat der medizinische Großhandel und Laborbedarf.

Nützliche Adressen:

Der Fachversand Er-Leben liefert das komplette Zubehör zur Urin-Funktionsdiagnostik sowie Fachliteratur, Praxisbedarf und -einrichtung.

Bei Hinweis auf Niereninsuffizienz mit einem immer dünnen Urin, der nicht konzentriert werden kann, ist auch an eine Schwermetallbelastung zu denken. Die Firma MK naturpharma bietet einen sehr einfach durchzuführenden Test auf Schwermetalle im Urin an. Auch bei einer Schwermetall-Ausleitung bietet sich dieser Test an, es kann mit wenig Aufwand die Ausscheidung über die Niere kontrolliert werden.

Er-Leben GmbH
Hannoversche Heerstr. 112, 29227 Celle
Tel. 05141 9332550
Fax 05141 9332552
info@er-leben.shop
www.er-leben.shop

MK naturpharma AG
Heinrich-Schicht-Str. 2a, 42499 Hückeswagen
Tel. 02192 93722-0
Fax 02192 93722-99
info@mknaturpharma.de
www.mknaturpharma.de

Umgang mit den Reagenzien

Unter den zu verwendenden Reagenzien befinden sich konzentrierte Säuren, die sehr ätzend wirken und zu einer Gesundheitsgefährdung führen können. Auch wenn diese Seite keinen Anspruch auf Vollständigkeit erhebt, sollen hier einige Angaben zum sicheren Umgang mit den Reagenzien aufgeführt werden. Häufig liegen nämlich die Gefahren, die von Chemikalien ausgehen können, in unsachgemäßer Handhabung begründet.

- Geben Sie die Säuren nur langsam tropfenweise zu.

- Gießen Sie nie Wasser oder eine Lauge zu einer konzentrierten Säure.

- Bedenken Sie, dass Säuren auf lange Sicht auch zu Beschädigungen an den Schraubverschlüssen und Flaschen führen können. Prüfen Sie die Behältnisse in regelmäßigen Abständen.

- Restchemikalien können Sie über die örtliche Gefahrstoff-Sammelstelle oder Apotheke entsorgen.

- Im Umgangsbereich von Chemikalien darf weder gegessen, noch getrunken oder geraucht werden.

- Tragen Sie Schutzkleidung: Handschuhe, Kittel und Schutzbrille.

- Stellen Sie sicher, dass die Chemikalien nicht in die Hände von Sachunkundigen oder Kindern gelangen können!

Chemikalien dürfen nach dem Gesetz nicht an Privatpersonen, sondern ausschließlich an Betriebe und selbständige Personen abgegeben werden, die aufgrund ihrer Ausbildung im Umgang mit Chemikalien vertraut sind. Dazu gehören auch Ärzte und Heilpraktiker. Die Lieferung von Chemikalien kann ausschließlich an die Geschäftsadresse erfolgen.

Für Chemikalien muss dem Verwender ein Sicherheitsdatenblatt vorliegen. Dies wird im Regelfall mitgeliefert, kann aber auch nachgefordert werden. Am besten legen Sie die Sicherheitsdatenblätter in einem separaten Ordner in der Nähe des Arbeitsplatzes ab. Die Sicherheitsdatenblätter sind rechtlich nicht übertragbar, d. h. ein Sicherheitsdatenblatt für ein Produkt ist ungültig für ein Produkt eines anderen Herstellers trotz ggf. gleicher Produktbezeichnung.

Labordiagnostik im Überblick

Albumin

Das von der Leber gebildete Albumin ist mit 80 % das mengenmäßig wichtigste Bluteiweiß. Es ist wesentlich verantwortlich für den kolloidosmotischen Druck (die »Wasserbindungsfähigkeit«) des Bluts und damit für die Wasserverteilung zwischen Blutgefäßen und Geweben. Außerdem dient Albumin als Transportprotein für wasserunlösliche körpereigene und körperfremde Substanzen im Blut, etwa Bilirubin, einige Hormone oder Medikamente.

Normalbereich (Blut) [GN; TLD]

- Kinder über 1 Jahr und Erwachsene unter 60 Jahren: 35–55 g/l, mit zunehmendem Alter abnehmend

Normalbereich Urin [GN]

- Urin (Teststreifen): negativ
- 24-Stunden-Sammelurin: < 30 mg/24 Std

Ursachen erhöhter Werte im Urin

- Nierenerkrankung, z. B. bei Glomerulonephritis oder nephrotischem Syndrom. Leicht erhöhte Albuminwerte bei ansonsten noch normaler Nierenfunktion (Mikroalbuminurie) sind Frühzeichen beginnender Nierenschäden bei Diabetes oder Bluthochdruck
- Zustand nach Fieber

Ursachen erniedrigter Werte im Blut

- Akute schwere Entzündungen
- Chronische Lebererkrankungen (z. B. Leberzirrhose, Aszites)
- Nierenerkrankungen (v. a. nephrotisches Syndrom, Glomerulonephritis)
- Überwässerung
- Eiweißmangelernährung

Bilirubin, Urobilinogen

Das direkt wasserlösliche Bilirubin ist nur bei hoch akuten pathologischen Leberprozessen im Urin. Urin ist fleischwasserfarben und schäumend. Leberwerte sind im Blut erhöht (GGT, GOT, GPT).

Normalbereich im Blut

- Gesamtbilirubin < 1 mg/dl.

Ursachen erhöhter Werte im Blut

- Lebererkrankungen, z. B. akute Leberentzündung (Virushepatitis), Leberzirrhose, Leberschädigung im Rahmen einer Vergiftung
- Stauung der Gallenflüssigkeit (Cholestase), z. B. infolge einer Entzündung oder eines Abflusshindernisses in den Gallengängen (Gallensteine oder Tumor)
- Übermäßiger Abbau von roten Blutkörperchen (Hämolyse), z. B. bei hämolytischen Anämien, Blutgruppenunverträglichkeit bei Transfusionen
- Angeborene Bilirubinausscheidungsstörungen wie das Meulengracht-Syndrom. Dabei ist die Bilirubinausscheidung zwar verlangsamt und es kommt bei Stress oder Hungerzuständen zu einer leichten Gelbfärbung von Augäpfeln oder Haut, ansonsten ist aber die Leberfunktion normal, und die Aussich-

ten für den Betroffenen sind gut. Auch der Urin ist immer ohne Bilirubin
- Bei Neugeborenen: Neugeborenenikterus

Fibrinogen

Fibrinogen ist als Gerinnungsfaktor (Faktor I) unabdingbare Voraussetzung für eine normale Blutgerinnung. Außerdem ist Fibrinogen an akuten Entzündungs- und Heilungsprozessen beteiligt (Akute-Phase-Protein).

Normalbereich (Blut) [KLL]
- 1,5–3,5 g/l (4,4–10,3 µmol/l)

Ursachen erhöhter Werte im Blut
- Vorübergehend: Entzündungen, Herzinfarkt, Tumoren, Verletzungen aller Art (auch medizinische Eingriffe)
- Dauerhaft: erblich bedingt (Risikofaktor für Herz-Kreislauf-Erkrankungen, Thrombosen)

Ursachen erniedrigter Werte
- Leberschäden
- Gerinnsel auflösende Therapie (Lysetherapie)
- Angeborene Koagolopathie wie z. B. Hämophilie

Fibrin im Urin
- Akute Erkrankungen im Urogenitalsystem

Gesamtcholesterin (Cholesterin)

Cholesterin ist Baustoff der Zellmembranen und notwendig für die Herstellung von Gallensäuren, Hormonen und Vitamin D. Es wird mit der Nahrung aufgenommen und auch im Körper selbst gebildet. Da es als Fett im wässrigen Blut kaum löslich ist, wird Cholesterin im Blut an verschiedene Apolipoproteine gebunden und als Lipoprotein transportiert.

Der Cholesterinspiegel im Blut ist ein Schlüsselindikator für das Risiko arteriosklerosebedingter Erkrankungen, allen voran für die koronare Herzkrankheit. Neben dem Gesamtcholesterin sind dabei v. a. auch die Konzentrationen des »schlechten« LDL-Cholesterins und des »guten« HDL-Cholesterins sowie deren Verhältnis zueinander maßgeblich.

Normalbereich (Blut) [TLD]
- < 200 mg/dl (< 5,2 mmol/l)

Ursachen erhöhter Werte
- Primäre (erbliche) Hypercholesterinämien
- Fett- und cholesterinreiche Ernährung
- Schilddrüsenunterfunktion, nephrotisches Syndrom, Diabetes
- Medikamente: »Pille«, Glukokortikoide, Diuretika
- Ursachen erniedrigter Werte

HDL-Cholesterin

HDL (high density lipoprotein) ist ein Lipoprotein mit hoher Dichte, das in der Leber gebildet wird und Cholesterin aus der Körperperipherie zur Leber transportiert. Ein hoher HDL-Spiegel im Blut ist ein Schutzfaktor vor arteriosklerotischen Erkrankungen, insbesondere vor einer koronaren Herzkrankheit. HDL-Cholesterin wird deshalb auch – im Gegensatz zum LDL-Cholesterin – als das »gute Cholesterin« bezeichnet. Durch regelmäßige körperliche Aktivität lässt sich der HDL-Spiegel erhöhen.

Normalbereich (Blut) [TLD]

- 35 mg/dl (0,9 mmol/l)

Bedeutung erhöhter Werte

- Schutzfaktor vor Arteriosklerose und damit auch vor koronarer Herzkrankheit und anderen arteriellen Verschlusskrankheiten bei Werten 54 mg/dl

Bedeutung erniedrigter Werte

- Risikofaktor v. a. für eine koronare Herzkrankheit

LDL-Cholesterin

LDL (low density lipoprotein) ist ein Lipoprotein mit geringer Dichte. Seine Aufgabe ist der Cholesterintransport in die Körperperipherie. Da hohe LDL-Konzentrationen zu Cholesterinablagerungen an den Blutgefäßwänden führen und damit eine Arteriosklerose fördern, heißt das LDL-Cholesterin auch »schlechtes Cholesterin« (im Gegensatz zum »guten« HDL-Cholesterin).

Zielwerte abhängig vom Risikoprofil (Blut) [TLD]

- < 160 mg/dl (< 4,1 mmol/l) ohne weitere Risikofaktoren
- < 135 mg/dl (< 3,5 mmol/l) mit Risikofaktoren für Arteriosklerose
- < 100 mg/dl (< 2,6 mmol/l) bei Arteriosklerose, koronarer Herzkrankheit

Ursachen erhöhter Werte

- Primäre, also genetisch bedingte Hyperlipoproteinämien
- Sekundäre Hyperlipoproteinämien, begünstigt z. B. durch cholesterinreiche Ernährung, Rauchen
- Nephrotisches Syndrom, Schilddrüsenunterfunktion
- Behandlung z. B. mit harntreibenden Medikamenten (Diuretika oder Kortison, Einnahme der »Pille«)

LDL/HDL-Quotient (LDL/HDL-Verhältnis)

Der LDL/HDL-Quotient ist ein errechneter Wert, der das Verhältnis der Konzentrationen von LDL und HDL beschreibt.

Zielwert abhängig vom Risikoprofil

- < 4 ohne weitere Risikofaktoren
- < 3 bei bestehenden Risikofaktoren für Arteriosklerose
- < 2 bei Patienten mit Arteriosklerose, koronarer Herzkrankheit

GFR (Glomeruläre Filtrationsrate im Blut)

Normwert > 60 ml/Minute (s. auch unter Harnstoff, Hinweis, S. 142)

Hämatokrit (Hk, HkT) und Hämoglobin (Hb)

Der Hämatokrit bezeichnet den Anteil fester (zellulärer) Blutbestandteile am Gesamtvolumen des Bluts und wird ganz überwiegend von den roten Blutkörperchen bestimmt.

Der rote Blutfarbstoff Hämoglobin ist der wichtigste Bestandteil der roten Blutkörperchen. Er hat eine zentrale Funktion beim Sauerstofftransport von der Lunge zu den Geweben.

Normalbereich (Blut) [KLL]

- Hämatokrit:
  Frauen 34–44 Vol% (0,34–0,44),
  Männer 36–48 Vol% (0,36–0,48)
- Hämoglobin:
  Frauen 12–15 g/dl,
  Männer 13,6–17,2 g/dl

Harnsäure (Urat)

Harnsäure entsteht beim Purin-Abbau und fällt v.a. bei fleischreicher Ernährung an, aber auch beim Abbau von Muskelmasse. Eine erhöhte Harnsäurekonzentration im Blut (Hyperurikämie) kann zu Nierensteinen oder Gicht führen. Erniedrigte Werte sind selten von Bedeutung.

Normalbereich (Blut) [KLL]

- Frauen 2,5–6 mg/dl
  (149–357 µmol/l),
  Männer 3,5–7 mg/dl
  (208–416 µmol/l)
- < 900 mg/24 Std. (5,35 mmol/24 Std.)

Ursachen erhöhter Werte im Blut

- Kurzzeitig nach starker körperlicher Anstrengung
- Hyperurikämie und Gicht
- Fasten
- Bestimmte Medikamente, z.B. Diuretika (harntreibende Medikamente), Schmerzmittel oder das Parkinson-Medikament L-Dopa
- Verminderte Harnsäureausscheidung über die Nieren, z.B. bei akuter und chronischer Niereninsuffizienz, Alkoholmissbrauch, EPH-Gestose
- Vermehrter Anfall von Harnsäure bei Knochenmarkerkrankungen, Leukämien, Tumoren, insbesondere während einer Strahlen- oder Chemotherapie

Harnstoff (Urea)

Das beim Eiweißabbau entstehende Ammoniak wird in der Leber zu Harnstoff »entgiftet«. Harnstoff gelangt dann über das Blut in die Nieren und wird mit dem Urin ausgeschieden.

Normalbereich (Blut) [KLL]

- 10–50 mg/dl (1,7–8,3 mmol/l)

Ursachen erhöhter Werte

- Fortgeschrittenes chronisches Nierenversagen (zu mindestens 50 % eingeschränkte Nierenfunktion), akutes Nierenversagen
- Ausgeprägter Flüssigkeitsmangel, Durst und Fieber
- Sehr eiweißreiche Kost
- Katabole Stoffwechsellage (starker Eiweißabbau, z.B. beim Fasten, nach Operationen)

Hinweis
Parameter auf die Nierenfunktion sind heute die Glomerulofiltrationsrate und Cystatin C mit der höchsten diagnostischen Sensitivität.

Cystatin C ist eine Aminosäure, die aufgrund ihres niedrigen Molekulargewichts nur über die Niere eliminiert werden kann. Die Serumkonzentration spiegelt daher die glomeruläre Filtrationsleistung der Niere wider.

HbA1 (HbA1) und HbA1c

Die Glukose und andere Einfachzucker im Blut lagern sich konzentrationabhängig an den roten Blutfarbstoff Hämoglobin an. Diese »Verzuckerung« (Glykierung) ist unumkehrbar, d.h. sie bleibt während der gesamten Restlebensdauer des roten Blutkörperchens bestehen, sodass der prozentuale Anteil der Zuckerhämoglobine (Glykohämoglobine, glykosylierten Hämoglobine, glykierten Hämoglobine) zur Langzeitkontrolle des Kohlenhydratstoffwechsels bei Diabetes herangezogen werden kann (»Blutzuckergedächtnis«).

Die Gesamtheit der Zuckerhämoglobine heißt HbA1. Das HbA1c ist eine Untergruppe des HbA1, die zuverlässigere, besser vergleichbare Ergebnisse liefert.

Normalbereich (Blut) [TLD]
- HbA1: 5–7 %, bei Diabetikern Zielwert < 8 %
- HbA1c: 4–6 %, bei Diabetikern Zielwert < 6,5 %

Ursachen erhöhter Werte
- Schlecht eingestellte Blutzuckerstoffwechsellage in den letzten 6–8 Wochen
- Zu viel Zucker-Konsum
- Latenter Diabetes mellitus

Kalium (K, K+)

Kalium ist eines der wichtigsten Mengenelemente des Körpers und eines der bedeutsamsten Blutsalze. Es spielt eine wesentliche Rolle bei der Nerven- und Muskelfunktion sowie der Regulation des Wasser- und Säure-Basen-Haushalts. Im Blut findet sich nur ein winziger Bruchteil des Gesamtkörperkaliums, das meiste Kalium ist in den Zellen.

Normalbereich (Blut) [KLL; LAB]
- 3,6–5,0 mmol/l

Normalbereich Urin
- 24-Stunden-Sammelurin: 30–100 mmol/24 Std.

Ursachen erhöhter Werte
- Technische Fehler, z.B. Blutabnahme mit zu kleiner Nadel, Bluttransport zu lang, zu heiß oder kalt. Dies führt zur Hämolyse und damit zum Austritt von intrazellulärem Kalium
- Niereninsuffizienz im Stadium III und IV (Dialysepflichtig)
- Azidose, z.B. diabetische Ketoazidose

- Einnahme/Überdosierung bestimmter Medikamente (v.a. so genannter kaliumsparendes Diuretika, ACE-Hemmer, Digitalis)
- Morbus Addison (Form der Nebennierenrinden-Unterfunktion)
- Kaliumfreisetzung durch massiven Zelluntergang, z.B. bei Verletzungen/Operationen, Verbrennungen, Hämolyse (Zerfall von roten Blutkörperchen), Krebstherapie mit Zytostatika

Ursachen erniedrigter Werte

- Kaliumverlust bei Niereninsuffizienz im Stadium I und II, Durchfällen oder Erbrechen
- Einnahme/Überdosierung einiger Medikamente, z.B. Abführmittel, Kortison
- Exzessiver Verzehr von Lakritze
- Alkalose
- Hyperaldosteronismus, Cushing-Syndrom

Kalzium (Calcium, Ca, Ca2+)

Kalzium bildet zusammen mit Phosphat den wichtigsten Teil der Knochen- und Zahnsubstanz. Es ist außerdem beteiligt an der Erregungsübertragung von Nerven auf Muskeln, der Muskelkontraktion und der Blutgerinnung.

Normalbereich (Blut) [KLL; LAB]

- 2,1–2,6 mmol/l (8,4–10,4 mg/dl)

Normalbereich Urin

- 24-Stunden-Urin:
  Frauen < 6,5 mmol/24 Std. (< 260 mg),
  Männer < 7,5 mmol/24 Std. (< 300 mg)

Ursachen erhöhter Werte im Blut

- Bösartige Tumoren, v.a. bei Knochenbeteiligung und bei Plasmozytom
- Nebenschilddrüsen-Überfunktion, Schilddrüsenüberfunktion, Nebennierenrinden-Unterfunktion
- Überdosierung von Vitamin D oder A
- Lange Bettlägerigkeit
- Einige Medikamente, z.B. bestimmte Diuretika (harntreibende Medikamente)
- Sarkoidose

Ursachen erniedrigter Werte im Blut

- Vitamin-D-Mangel
- Verminderte Kalziumaufnahme über den Darm bei Verdauungsstörungen
- Nebenschilddrüsen-Unterfunktion, meist durch versehentliche Entfernung oder Schädigung der Nebenschilddrüsen bei Schilddrüsenoperation
- Chronisches Nierenversagen
- Akute Bauchspeicheldrüsenentzündung

Ketone im Urin (Ketonkörper im Urin)

Bei sehr schlecht eingestelltem Diabetes, aber auch beim Fasten, werden statt Glukose Fettsäuren verstoffwechselt. In der Folge werden in der Leber Ketone (z.B. Acetessigsäure und beta-Hydroxybuttersäure) gebildet und ins Blut freigesetzt. Bei großen Mengen von Ketonen droht eine metabolische Azidose.

Normalbereich (Urin-Teststreifen)

- Negativ

Ursachen erhöhter Werte

- Diabetische Ketoazidose, v. a. bei Typ-1-Diabetes
- Alkoholische Ketoazidose bei Alkoholmissbrauch und gleichzeitiger Nahrungskarenz (Kalorien werden nur noch in Form von Alkoholika zu sich genommen) oder dauerndem Erbrechen
- Starke körperliche Belastung, Hungerzustände und Fasten

Kreatinin (Creatinin)

Kreatinin entsteht im Muskelstoffwechsel, wird aber auch mit der Nahrung aufgenommen. Da es nahezu vollständig und nur über die Nieren ausgeschieden wird, kann es zur Beurteilung der Nierenfunktion genutzt werden. Allerdings ist der Kreatininspiegel im Blut auch abhängig von der Muskelmasse und vom Fleischgehalt der Nahrung.

Normalbereich (Blut) [TLD]

- Frauen: < 0,9 mg/dl (laborabhängig)
- Männer: < 1,1 mg/dl (laborabhängig)

Ursachen erhöhter Werte

- Nierenversagen (s. Glomeruläre Filtrationsrate unter Harnstoff S. 95)
- Flüssigkeitsmangel (v. a. bei älteren Patienten)
- Exzessiver Verzehr von Fleisch
- Ausgedehnte Muskelverletzungen

Leberparameter

gamma-GT (gamma-Glutamyltransferase, gGT, γ-GT)

Das gamma-GT ist ein in der Leberzelle membranständiges Enzym und ist daher bei kleinsten Leberzellschädigungen, z. B. Stauungszustand oder Alkoholgenuss, im Blut erhöht. Auch bei Entstehung von Methylalkohol im Darm durch eine fehlerhafte Darmflora kann GGT erhöht sein. Halbwertzeit 24 Stunden.

Normalbereich (Blut) [KLL]

- Frauen: < 38 U/l (Messung bei 37 °C)
- Männer: < 55 U/l (Messung bei 37 °C)

Ursachen erhöhter Werte

- Gallenstauung, entweder in der Leber oder durch Abflussstörungen der Galle, z. B. bei Steinen in den Gallengängen, Tumor der Bauchspeicheldrüse, Gallengangsentzündung, Darmerkrankung
- Lebererkrankungen
- Alkoholmissbrauch
- Medikamente, z. B. Mittel gegen Epilepsie, Rheumamedikamente, harntreibende Medikamente oder Lipidsenker

GOT (Glutamat-Oxalacetat-Transaminase, AST, ASAT, Aspartatamino-Transferase)

Das Enzym GOT kommt v. a. in Leber, Herz und Muskulatur vor und wird entsprechend bei Leber-, Herz- und Muskelerkrankungen in erhöhter Konzentration im Blut gefunden. Die GOT überträgt ebenso wie die GPT sogenannte Aminogruppen, weshalb beide auch als Transaminasen zusammengefasst werden. Die GOT-Aktivität liegt in den Mitochondrien und nur zu 30 % im Zytoplasma. Wenn sie die GPT übersteigt, spricht dies daher für Zelluntergänge.

Der Retis-Quotient: GOT / GPT
< 1 Hinweis auf Nekrosen
< 1 Hinweis auf entzündliche Vorgänge

Normalbereich (Blut) [LAB; TLD]

- Frauen: < 35 U/l (Messung bei 37 °C)
- Männer: < 50 U/l (Messung bei 37 °C)

Ursachen erhöhter Werte

- Akute und chronische Lebererkrankungen, besonders stark erhöht bei akuter Virushepatitis oder Leberschäden im Rahmen von Vergiftungen (z. B. Pilzvergiftung)
- Herzinfarkt
- Muskelkrankheiten, besonders hoch bei Muskeldystrophie vom Typ Duchenne

GPT (Glutamat-Pyruvat-Transaminase, ALT, ALAT, Alanin-Amino-Transferase)

Das Enzym GPT gehört wie die GOT zu den Transaminasen und ist in höheren Konzentrationen hauptsächlich in der Leber zu finden.

Normalbereich (Blut) [TLD]

- Frauen: < 35 U/l (Messung bei 37 °C)
- Männer: < 50 U/l (Messung bei 37 °C)

Ursachen erhöhter Werte

- Akute und chronische Lebererkrankungen jeglicher Art
- Isoliert häufig erhöht bei verstärktem Anfall von Ammoniak im Darm bei Störungen der Darmflora (dann ist gamma-GT normal)

Lipoprotein [a] (Lp[a])

Fette (Lipide) wie z. B. das Cholesterin sind im wässrigen Blut unlöslich. Daher werden sie zum Transport an verschiedene Eiweiße gebunden, die als Apolipoproteine bezeichnet werden. Der Komplex aus Apolipoprotein und Lipid heißt Lipoprotein.

Lipoprotein [a] ist ein solches mit Fetten beladenes Eiweiß, es ist eine Untereinheit des »schlechten« LDL-Cholesterins. Seine Funktionen sind im Detail noch unklar, sicher scheint aber nach heutigem Kenntnisstand, dass ein erhöhter Lipoprotein [a]-Spiegel einen eigenständigen Risikofaktor für Arteriosklerose und koronare Herzkrankheit darstellt. Der Lipoprotein [a]-Spiegel ist derzeit weder durch Medikamente noch durch Ernährung entscheidend zu beeinflussen.

Normalbereich (Blut) [LAB; TLD]

- < 30 mg/dl

Ursachen erhöhter Werte

- Erbliche Veranlagung, Arterioskleroserisiko
- Infektionen, Herzinfarkt (Akute-Phase-Protein)

Magnesium (Mg2+)

Der Mineralstoff Magnesium ist ein Bestandteil z. B. der Knochen, er ist außerdem bedeutsam für die Funktion vieler Enzyme und die Muskelkontraktion (dämpft die Muskelerregbarkeit und ist somit ein Gegenspieler von Kalzium). Nur 1 % des Magnesiumbestands befindet sich im Blut.

Normalbereich (Blut) [KLL]
- 0,7–1,10 mmol/l

Normalbereich Urin
- 24-Stunden-Sammelurin:
  3–5 mmol/24 Std.

Ursachen erhöhter Werte
- Blut: akutes und chronisches Nierenversagen
- Urin: Nebenschilddrüsen-Überfunktion, Hyperaldosteronismus, Diabetes insipidus, Behandlung mit harntreibenden Medikamenten (Diuretika)

Ursachen erniedrigter Werte
Blut:
- Vermehrter Magnesiumverlust bei allgemeinem Elektrolytverlust über die Niere (Diuretika)
- Diarrhö
- Verminderte Zufuhr (künstliche Ernährung, Alkoholabhängigkeit, längeres Fasten)
- Hormonelle Erkrankungen (Nebenschilddrüsen-Überfunktion, Hyperaldosteronismus)

Natrium (Na, Na+)

Dem Mineralstoff Natrium kommt eine Schlüsselfunktion bei der Regulierung des Wasserhaushalts zu – ein intakter Natrium- und Wasserhaushalt ist eine Voraussetzung für die geordnete Zellfunktion. 98 % des Körpernatriums befinden sich außerhalb der Körperzellen.

Normalbereich (Blut) [LAB]
- 135–145 mmol/l

Ursachen erhöhter Werte
- Flüssigkeitsmangel (Austrocknung) durch verminderte Flüssigkeitszufuhr oder erhöhten Flüssigkeitsverlust
- Chronische Nierenerkrankungen
- Hyperaldosteronismus

Ursachen erniedrigter Werte
- Krankheiten, die mit einer Vermehrung der Körperflüssigkeit einhergehen, z. B. Herzschwäche, Leberzirrhose, nephrotisches Syndrom, Nierenversagen
- Krankheiten, die mit einem vermehrten Natriumverlust einhergehen, z. B. Erbrechen, Durchfälle
- Diabetes insipidus
- Behandlung mit harntreibenden Medikamenten
- Unterfunktion der Nebennierenrinde

Nüchternblutzucker (Nüchtern-BZ, Nüchtern-Glukose)

Glukose ist der wichtigste Energielieferant des Körpers. Der Blutzuckerspiegel wird beim Gesunden in verhältnismäßig engen Grenzen konstant gehalten, sowohl ein Zuviel als auch ein Zuwenig ist schädlich. Erster Labortest zur Beurteilung des Glukosestoffwechsels ist meist die Bestimmung des Nüchternblutzuckers.

Normalbereich (Blut) [LAB; KLL]
- Kapillar- oder Venen[voll]blut: 55–100 mg/dl (3,1–5,6 mmol/l)
- Blutplasma: 70–110 mg/dl (3,8–6,1 mmol/l)

Ursachen erhöhter Werte
- Diabetes
- Diabetische Stoffwechsellage bei anderen hormonellen Erkrankungen, z. B. Akromegalie, Cushing-Syndrom
- (Vorübergehend) bei Stress-Situationen, z. B. Herzinfarkt, Schlaganfall, schwere Infektionen, Verletzungen, Operationen
- Behandlung mit bestimmten Medikamenten, z. B. Kortison, Diuretika

Ursachen erniedrigter Werte
- Technische Fehler: Die Erythrozyten verbrauchen den Serumzucker, daher muss Zucker im frisch abgenommenen Blut oder in speziellen Zuckerröhrchen untersucht werden
- Diabetiker: Überdosierung von Insulin oder blutzuckersenkenden Medikamenten, Wechselwirkung mit anderen Medikamenten, z. B. ACE-Hemmern und Sulfonamiden
- Nicht-Diabetiker: insulinproduzierender Tumor (Insulinom), schwere Lebererkrankungen, Alkoholmissbrauch, Nierenversagen, Blutvergiftung, Unterfunktion der Nebennierenrinde oder des Hypophysenvorderlappens, Magersucht

Pankreasparameter

alpha-Amylase (α-Amylase)

Die in den Mundspeicheldrüsen und der Bauchspeicheldrüse gebildete alpha-Amylase ist ein Enzym der Kohlenhydratverdauung.

Normalbereich (Blut) [KLL; LAB]
- < 100 U/l (Messung bei 37 °C, laborabhängig)

Ursachen erhöhter Blutwerte
- Akute Bauchspeicheldrüsenentzündung oder akuter Schub einer chronischen Bauchspeicheldrüsenentzündung (in beiden Fällen ist auch das Enzym Lipase stark erhöht)
- Bauchspeicheldrüsenbeteiligung bei anderen Erkrankungen im Bauchraum oder nach ERCP
- Erkrankung der Speicheldrüsen (Parotitis, Mumps)
- Alkoholmissbrauch
- Tumoren, v. a. Bauchspeicheldrüsenkrebs
- Chronisches Nierenversagen

Lipase (Pankreaslipase)

Lipasen sind fettspaltende Enzyme. Die im Blut gemessene Lipase stammt aus der Bauchspeicheldrüse.

Normalbereich (Blut)
- < 60 U/l (Messung bei 37 °C)

Ursachen erhöhter Werte
- Bauchspeicheldrüsenentzündung
- Leberstauungszustände

Pankreatische Elastase 1 im Serum

erhöht bei akuter Pankreatis > 200 ug

Hinweis
Im Stuhl Erhöhung bei chronischer und akuter Pankratitis.

Literaturverzeichnis

Broy, J.: Die Konstitution. Humorale Diagnostik und Therapie. ML Verlag, Kulmbach, 4. Auflage 2016.

Hallmann, L. Dr. med.: Klinische Chemie und Mikroskopie. Thieme Verlag, Hamburg, 10. Auflage, 1966.

Hemm W., Mair S.: Praktische Biochemie nach Dr. Schüßler. ML Verlag, Kulmbach, 3. Auflage 2021.

Hemm W., Mair S.: Die Komplex-Biochemie. ML Verlag, Kulmbach, 3. Auflage 2017.

Therapeutisches Handbuch. Firma Kattwiga, Nordhorn.

Krack, N. Dr. med.: Die Harnschau. Haug Verlag 1982.

Schwenk, A.: Traditionelle Harndiagnostik. ComMedia Verlag, Köln, 1. Auflage, 1994.

Weiss, M. Dr., Primararzt: Diagnose und Prognose aus dem Harn. Haug Verlag, Heidelberg, 2. Auflage 1954.

Index

A

Adipositas . . . 45
Albuminausscheidung . . . 18
Allergische Diathese . . . 86, 108
Anämie . . . 11, 22, 96, 119, 121, 137
Asthma pulmonale . . . 32

B

Bilirubin . . . 8, 11, 19, 30, 82, 137, 138
Blasenkarzinom . . . 13, 19, 70, 72
Blasenpolypen . . . 13, 19
Blutbeschaffenheit . . . 30, 36
Blutdruckregulationsstörung . . . 30, 75, 102
Bluthochdruck . . . 13, 19, 137
Blut im Urin. Siehe Hämaturie
Blutverteilungsstörungen . . . 39
bösartige Erkrankungen . . . 19, 32
Brauner Niederschlag . . . 25

C

Calcium-Carbonat . . . 15, 26, 36, 58
Calcium-Oxalate . . . 15, 27
Calcium-Phosphat . . . 16, 26, 36
Chemotherapie . . . 25, 140

D

Darmflora
- gestörte . . . 28, 46, 144
Darmfunktion . . . 27
Darmkatarrh . . . 80, 102, 103, 106, 108, 113, 116, 120, 130
Darmmilieu . . . 28, 43, 46, 54, 58, 76, 88, 104, 106, 112, 117
Darmschleimhautreizung . . . 50
Darmstörungen . . . 10, 32, 40
Depressionen . . . 12, 16, 17
Diabetes insipidus . . . 12, 21, 145
Diabetes mellitus . . . 8, 12, 18, 21, 29, 61, 62, 63, 68, 141
Diagnose . . . 39
Diarrhö . . . 21, 43, 44, 57, 110, 145
Diät . . . 18
Diathese . . . 39
- allergische . . . 86, 108
- hämorrhagische . . . 13
- harnsaure . . . 12, 25, 100, 107, 121
- spasmophile . . . 32
Diuretika . . . 12, 138, 139, 140, 142, 145, 146
Divertikulose . . . 30
Dünndarmfunktionsschwäche . 33, 34, 42, 112, 120
Dysbakterie . . . 34
Siehe auch Darmflora, gestörte

E

Ehrlich-Reagenz . . . 23, 30, 135
Eiweißstoffwechselstörung . . . 28
Entzündungen . . . 15, 17, 88, 137, 138
Enzymmangel . . . 34, 128
Epstein-Barr-Virus . . . 82, 84
exkretorische Bauchspeicheldrüsenfunktion . . . 33

F

Fasten . . . 18, 35, 140, 142, 143, 145
Fettintoleranz . . . 67, 75, 79, 83
Fettstoffwechselstörung . . . 33, 98, 105, 115
Fettunverträglichkeit . . . 28, 45, 46, 49, 50, 54
Fieber . . . 12, 15, 18, 21, 41, 137, 140

G

Gallebildung
- verminderte . . . 30, 31, 112
Gallefluss
- intensiver . . . 102, 106, 116
- träger . . . 31
- verminderter . . . 31
Gallenfunktion . . . 30, 36
Gallenfunktionsstörung . . . 28, 33
Gallengangsverschluss . . . 30
Gallensteine . . . 31, 32, 66, 137
Gicht . . . 15, 25, 63, 68, 140
Glaukom . . . 70
Globulinausscheidung . . . 19
Glukose . . . 18
grippaler Infekt . . . 12

H

Halsentzündung . . . 12
Hämaturie . . . 19, 25
Hämoglobin . . . 11, 13, 19, 30, 140, 141
Hämolyse . . . 19, 30, 31, 32, 137, 141, 142
hämorrhagische Diathese . . . 13
harnpflichtige Substanzen . . . 11
Harnsäure . . . 12, 14, 15, 20, 27, 50, 140
harnsaure Diathese . . . 12, 25, 100, 107, 121
Harnsäurekristalle . . . 14, 15, 25
Harnschau. Siehe Uroskopie
Harnstoff . . . 14, 15, 20, 139, 140
Harnwegsinfektionen . . . 16, 18, 26, 40
Hepatitis . . . 19, 82
Herzinsuffizienz . . . 70
Herz- und Kreislauffunktion . . . 30, 36
Hyperparathyreoidismus . . . 26
Hypertonie . . . 20
- diastolische . . . 74

I

Infektionen . . 10, 12, 15, 17, 29, 32, 113, 144, 146
Infektionskrankheiten . . . 32

K

kachektische Zustände . . . 18
Kaltprobe . . . 23
Ketone . . . 18, 142
Kochprobe . . . 23
Kongestion . . . 30, 39, 102
Kreislaufregulationsstörung . . . 39
Kreislaufschwäche . . . 30, 54, 74

L

Leberbelastung 35, 53, 55, 76, 91, 99, 125, 127, 128, 130
- toxische 35, 76, 84, 106, 120
Lebererkrankungen 17, 19, 137, 143, 144, 146
Leberfunktionsstörung 28, 33
- degenerative 38
Leber-Galle-Stau 19
Lebermetastasen 19
Lebermüdigkeit . . 27, 50, 54, 62, 72, 112, 124, 125, 126, 127, 131, 133
Leberschwäche 37, 42, 44, 46, 51, 68, 99, 100, 102, 116
Leberstoffwechsel
- gestörter 16
- herabgesetzter 37, 42, 44, 46, 51, 68, 80, 102, 116, 124, 131, 133
- überlasteter 80
Leberzellschädigung 143
- funktionellle 30
Leberzellzerfall
- toxischer 19
Leukozyten 13, 17
Lymphbelastung . 10, 12, 28, 29, 34, 39, 42, 43, 54, 55, 67, 72, 75, 83, 84, 88, 102, 103, 116, 120, 124, 127, 128, 129, 130, 132
Lymphknotenschwellung 12

M

Magen-Darm-Erkrankungen 17
Magen-Darm-Infektionen 18, 41, 42, 43, 44
Magnesium-Phosphat 15, 16, 26
Makroskopische Beurteilung
- des Urins 11
Melancholie 51
Mikrohämaturie 13, 14, 15
Milchunverträglichkeit 34
Morbus Meulengracht 19, 103
Morgenurin 13, 17, 19, 20, 21
- Eigenschaften 11
- Erklärung 10

N

Nahrungsmittel-Unverträglichkeiten 34
Natronlauge 23, 33, 135
Neurodermitis 17
Neuropathie 16, 26
Nierenerkrankung 13, 19, 20, 137, 145
- entzündliche 19
Niereninsuffizienz 17, 20, 21, 140, 141, 142
- im Stadium der Polyurie 12
Nierenkarzinom 13, 19
Nierenschwelle 18
Nierensteine 66, 140
- Bildung 22
Nierenüberlastung 62
Nitrit 18
Nykturie 10
Nylander-Reagenz 23, 27, 135

O

Obstipation 30, 53
Osteoporose 26

P

Pankreasfunktionsschwäche 33, 34, 50, 73, 84
Pankreasreizung 34, 102, 103, 106, 116, 120, 127, 128
Pankreasstörung 28, 72, 116, 117
Pfortaderhochdruck 76
Pfortaderstau 30, 32, 83, 84, 126
Phosphate 15, 16, 26, 95
- Calcium-Phosphat 15, 16, 26, 36
- Magnesium-Phosphat 15, 16, 26
- Tripelphosphat 15, 26, 96
pH-Wert 17
Pilzerkrankungen 17
Plethora 30, 39, 102
Polyurie 12
Prostataadenom 19
Prostataerkrankung 13
Prostatakarzinom 19
Protein 18

R

Rechtsherzinsuffizienz 32
Reizdarm-Syndrom 101, 108

S

Schlafstörungen 10, 12, 16, 26, 98
Schleimhautfunktion 24, 27
Schleimhautreizung 29, 80, 132
Schmerzmittel 32, 140
Schwefelsäure 16, 23, 35, 36, 135
spasmophile Diathese 32
spezifisches Gewicht 10, 11, 12, 17, 20
- Interpretation 21
Stoffwechselanomalie 15
Stoffwechsellage
- azidotisch 110
- chronisch saure 15
- diabetisch 146
- katabol 140
- leicht saure 25
- stark saure 25
Stoffwechselmetaboliten 32, 38

T

Teststreifen 16
Therapie 39
toxische Belastung im Darm 28, 37, 46, 58, 68, 84, 88, 91, 112
Tripelphosphat 15, 26, 96
Trübungen des Urins 13
- durch Bakterien 14
- durch Ejakulat 14
- durch Salzausfällung 14
- durch Schleim 14
- durch Zellen 13

U

Urat 12, 14, 15, 25, 140
Urea. Siehe Harnstoff

Urinbeurteilung
- makroskopische 11
Urinfarbe 11
- braun-gelber Urin 11
- farbig leuchtender Urin 12
- fleischwasserfarbener Urin 13
- grünlicher Urin 12
- orange-trüber Urin 12
- wässrig heller Urin 11
- weißlich-trüber Urin 12
Urin-Teststreifen 16
Urintrübung. Siehe Trübungen des Urins
Urobilinogen. 8, 11, 14, 19, 20, 30, 31, 82, 83,
. . . . 84, 137
Uroskopie 8

V
Vasopressin-Mangel 12, 21
vegetarische Ernährung 16, 17

Z
Zytostatika 32, 142
Zystitis 18, 102, 119

Patientenblatt

Name: Vorname: Datum:

Teststreifen:

Spezifisches Gewicht	Eiweiß
pH-Wert	Glukose
Leukozyten	Bilirubin
Erythrozyten	Urobilinogen
Hämoglobin	Ketonkörper
Nitrit	Ascorbinsäure

Urin-Funktionsdiagnose:

Kaltprobe:

Reagenzglas 1	Glas 2	Glas 3	Glas 4	Glas 5	Glas 6
Kontrolle	Im Kaltzustand ohne Beurteilung				

Kochprobe:

Reagenzglas 1	Glas 2	Glas 3	Glas 4	Glas 5	Glas 6
Kontrolle					

Patientenblatt

Name: Vorname: Datum:

Teststreifen:

Spezifisches Gewicht	Eiweiß
pH-Wert	Glukose
Leukozyten	Bilirubin
Erythrozyten	Urobilinogen
Hämoglobin	Ketonkörper
Nitrit	Ascorbinsäure

Urin-Funktionsdiagnose:

Kaltprobe:

Reagenzglas 1	Glas 2	Glas 3	Glas 4	Glas 5	Glas 6
Kontrolle	Im Kaltzustand ohne Beurteilung				

Kochprobe:

Reagenzglas 1	Glas 2	Glas 3	Glas 4	Glas 5	Glas 6
Kontrolle					

Patientenblatt

Name: Vorname: Datum:

Teststreifen:

Spezifisches Gewicht
pH-Wert
Leukozyten
Erythrozyten
Hämoglobin
Nitrit

Eiweiß
Glukose
Bilirubin
Urobilinogen
Ketonkörper
Ascorbinsäure

Urin-Funktionsdiagnose:

Kaltprobe:

Reagenzglas 1	Glas 2	Glas 3	Glas 4	Glas 5	Glas 6
Kontrolle	Im Kaltzustand ohne Beurteilung				

Kochprobe:

Reagenzglas 1	Glas 2	Glas 3	Glas 4	Glas 5	Glas 6
Kontrolle					

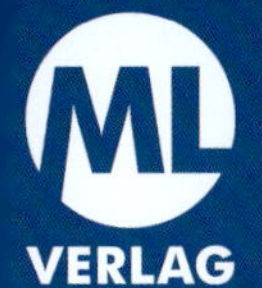

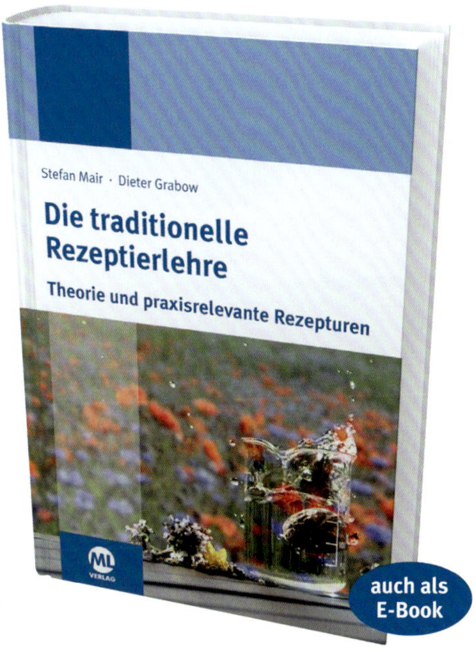

Dieter Grabow · Stefan Mair
Die traditionelle Rezeptierlehre
1. Auflage 2014, Hardcover, 128 Seiten
ISBN 978-3-944002-80-4, ***29,95 Euro***

Individuelle Rezepturen erstellen

Für viele junge genauso wie für manchen erfahrenen Heilpraktiker ist die Methodik der traditionellen Rezeptierlehre keine gängige Praxis mehr. Gleichzeitig steigt tagtäglich die Vielfalt von Krankheits- und Beschwerdebildern bei den Patienten, sodass es oft nicht mehr ausreicht, eine Fertigarznei zu verschreiben.

Das Lehrbuch wendet sich an alle, die ihren Behandlungserfolg durch richtig abgestimmte Mischungen auf die Beschwerden des Patienten verbessern wollen.
Erlernen Sie die Erstellung von individuellen Rezepturen – sei es als Tee, Tinktur, Pulver, Salbe oder Globuli. Eine Fülle an unterschiedlichsten Rezepturbeispielen bietet eine gute Grundlage für die schnelle, einfache und praktische Umsetzung in der täglichen Arbeit.

Leseprobe und Bestellung auf
www.ml-buchverlag.de

Unser Bestellservice

 09221 949-389

 09221 949-377

 www.ml-buchverlag.de

 kundenservice@mgo-fachverlage.de

Mediengruppe Oberfranken –
Fachverlage GmbH & Co. KG
E.-C.-Baumann-Str. 5
95326 Kulmbach

www.ml-buchverlag.de

Fundiertes Wissen für die tägliche Praxis!

In unserem Onlineshop www.ml-buchverlag.de bieten wir Ihnen ein breites Spektrum an wertvollen Fachbüchern zu vielfältigen Themen, wie z. B.:

- Homöopathie und Biochemie
- Qigong
- Traditionelle Chinesische Medizin
- Dorn-Therapie
- Akupunktur
- Spagyrik
- Erste Hilfe und vieles mehr!

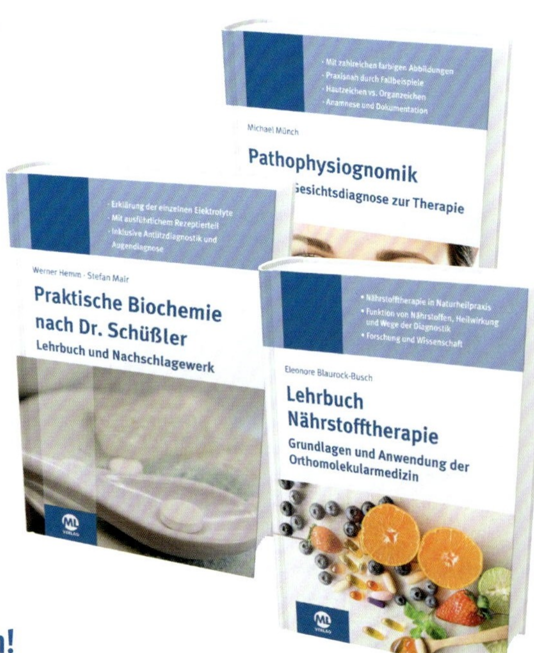

Viele Titel als E-Books erhältlich!

Mit wenigen Klicks zu wertvoller Fachliteratur – jetzt testen!

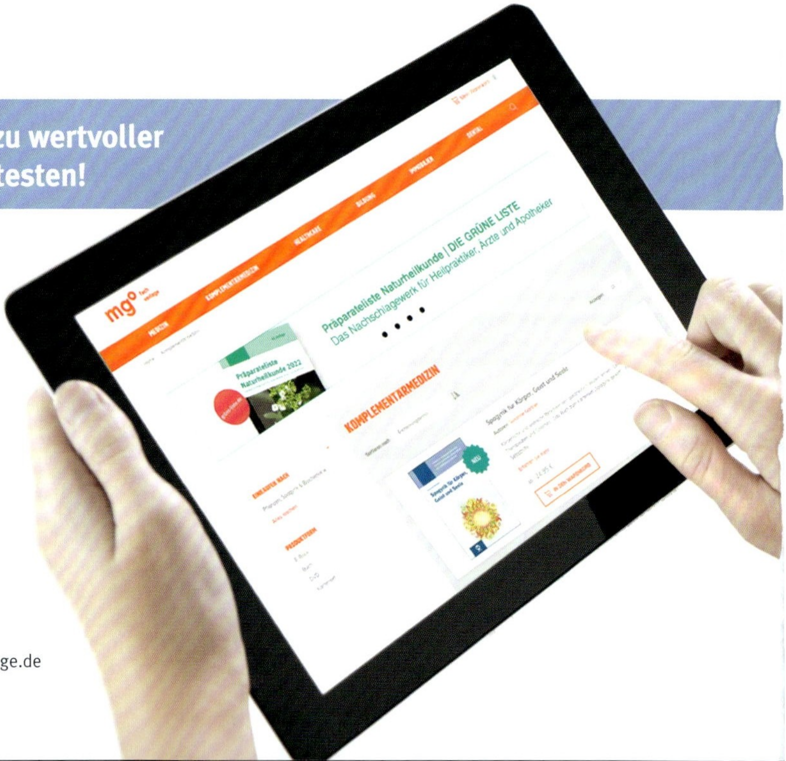

Mediengruppe Oberfranken –
Fachverlage GmbH & Co. KG
E.-C.-Baumann-Str. 5
95326 Kulmbach
Tel. 09221 949-389
Fax 09221 949-377
kundenservice@mgo-fachverlage.de

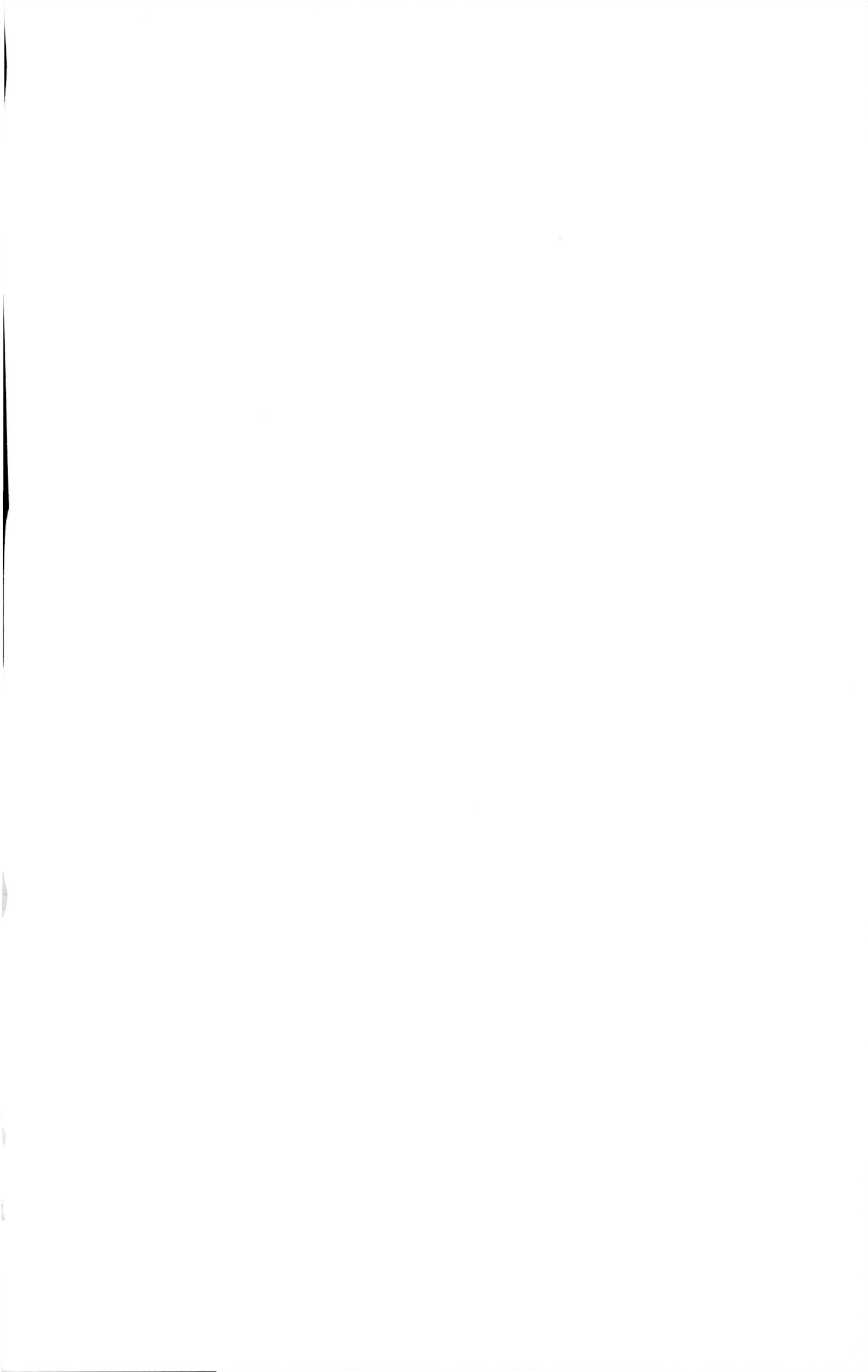